中国罕少见病例荟萃

（第一卷）

吴涛　王光辉　黄玲　徐晓娅　主编

黑龙江科学技术出版社

图书在版编目（CIP）数据

中国罕少见病例荟萃. 第一卷 / 吴涛等主编. -- 哈
尔滨：黑龙江科学技术出版社，2021.5（2021.9重印）
ISBN 978-7-5719-0943-7

Ⅰ. ①中… Ⅱ. ①吴… Ⅲ. ①疑难病 – 病案 – 汇编 –
中国 Ⅳ. ①R442.9

中国版本图书馆 CIP 数据核字(2021)第 081177 号

中国罕少见病例荟萃（第一卷）
ZHONGGUO HAN-SHAOJIAN BINGLI HUICUI(DI-YI JUAN)

作　　者　吴　涛　王光辉　黄　玲　徐晓娅　主编
责任编辑　项力福
封面设计　梁彦英
出　　版　黑龙江科学技术出版社
地　　址　哈尔滨市南岗区公安街 70-2 号　邮编：150007
电　　话　（0451）53642106　传真：（0451）53642143
网　　址　www.lkcbs.cn
发　　行　全国新华书店
印　　刷　哈尔滨市颉升高印刷有限公司
开　　本　787 mm×1092 mm　1/16
印　　张　11
字　　数　227 千字
版　　次　2021 年 5 月第 1 版
印　　次　2021 年 9 月第 2 次印刷
书　　号　ISBN 978-7-5719-0943-7
定　　价　128.00 元

中国罕少见病例荟萃（第一卷）
编委会

主 编

牟　干　宜昌市中心人民医院

刘　洋　大连医科大学第二临床学院

刘治全　石河子大学医学院

刘坤钰　南京医科大学第一附属医院
　　　　（江苏省人民医院）

苏　娟　天津中医药大学第一附属医院

李　波　南京医科大学第二附属医院

李文双　云南昆钢医院
　　　　（昆明市第四人民医院）

李辉军　上海中医药大学附属曙光医院松江分院

范春丽　联勤保障部队第九四〇医院
　　　　（原兰州军区兰州总医院）

杨雅玲　中国人民解放军联勤保障部队第909医院

张　瑶　吉林大学第二医院

林丹红　海南省人民医院
　　　　（海南医学院附属海南医院）

林莲恩　广西壮族自治区妇幼保健院厢竹院区

郑晓科　四川省石棉县中医医院

赵　静　西安医学院

殷　祎　江苏省泰兴市人民医院

高柴升　黑龙江省中医药科学院

黄金来　广东医科大学研究生学院

熊　佳　重庆市九龙坡区中医院

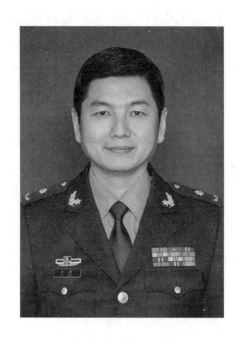

第一主编简介

吴涛，留美医学博士后，兰州大学、西北民族大学、甘肃中医药大学等多所高校硕士研究生导师。现任联勤保障部队第九四〇医院（原兰州军区兰州总医院）全军血液病中心主任，曾任武汉蔡甸火神山医院感染六科一病区副主任。

兼任中华医学会血液病专业委员会青年委员，中国抗癌协会血液肿瘤专业委员会青年委员，中国老年医学学会血液学分会移植感染委员会委员，甘肃省医学会血液学分会常委，甘肃省医师协会血液科医师分会常委，甘肃省医师协会整合医学医师分会血液病专业委员会常委，甘肃省医学会免疫学分会理事，甘肃省科技专家库收录专家，甘肃省医学会医学鉴定专家等众多学术职务，军队优秀专业技术人才岗位津贴获得者。

毕业于中国人民解放军第二军医大学。2010—2013 年在美国希望之城国家医学中心研修。从事血液病临床及基础研究工作 20 余年，于 2010—2013 年在美国希望之城国家医学中心研修期间，对慢性移植物抗宿主病病理生理学机制进行了系统的研究，首次提出了 CD_4^+ 和 CD_8^+ T 细胞在慢性移植物抗宿主病中所发挥的不同作用。相关研究成果发表在美国免疫学杂志（*Journal of Immunology*）等多种高等级专业期刊，并在美国血液学年会（ASH Annual Meeting）上进行大会交流。承担军队、省部级科研课题多项，以第一作者/通讯作者在中国核心期刊发表论文 150 余篇，SCI 论文多篇。编写《肝病细胞治疗基础与临床》、副主编《新编临床血液系统疾病治疗学》等专著两部。荣获甘肃省科技进步一等奖 1 项，甘肃省科技进步二等奖 1 项，中国人民解放军科技成果二等奖 1 项，以及中国人民解放军医疗成果三等奖 1 项。2020 年在武汉火神山医院工作期间，因为抗击新冠疫情表现突出，获得国家"抗击新冠肺炎疫情先进个人"称号。

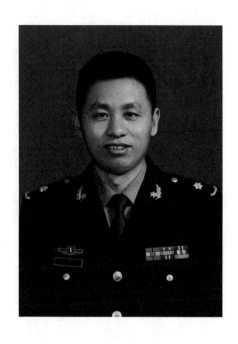

第二主编简介

王光辉，呼吸内科学硕士，副主任医师，现任解放军第305医院干部病房副主任。

兼任总参谋部传染病学与呼吸内科学专业委员会委员，中国肺癌防治联盟—北京肺癌防治联盟委员，第十届呼吸专业委员会感染工作组成员等学术职务。

长期从事呼吸系统疾病诊疗、慢病管理、健康管理工作，在呼吸系统常见病、多发病、呼吸危重症诊治方面积累了丰富经验。在国内核心期刊发表论文10余篇，参编专著数部，获军队医疗成果三等奖1项。

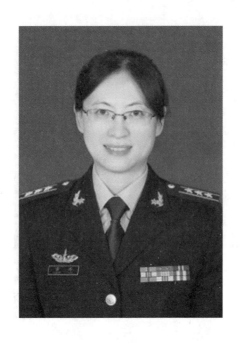

第三主编简介

黄玲，神经内科硕士，毕业于第四军医大学，现任火箭军特色医学中心神经内科副主任。

兼任中国人民解放军医学科学技术委员会神经内科学专业委员会癫痫及脑电图学组委员，中国微循环学会神经变性病专业委员会阿尔茨海默病生物标志物分会常务委员等学术职务。

主要从事神经电生理、重症肌无力的研究，参编专著2部，在SCI及中国核心期刊发表文章20余篇，其中胸腺切除后重症肌无力的个体化免疫治疗临床研究获军队科技进步三等奖。

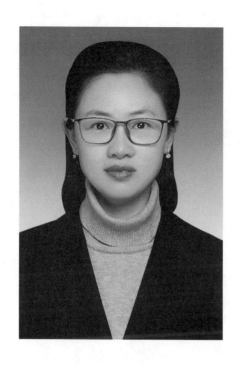

第四主编简介

徐晓娅，硕士研究生，副主任医师。现就职于四川省自贡市第一人民医院神经内科。兼任中国康复医学会阿尔茨海默病分会委员，四川省医学会痴呆与认知障碍学组委员，四川省卒中学会青年理事暨卒中后认知障碍分会常务委员，四川省中医药学会脑病专业委员会常务委员，四川省预防医学会卒中预防与控制分会青年委员，四川省康复医学会社区康复分会委员，北京认知神经科学学会会员，自贡市神经病学专委会专家组成员兼秘书。

前　言

罕少见疾病是罕见病和少见病（rare and uncommon diseases）的简称，是一个相对的概念，不但是指在总发病率上相当少见或罕见的疾病，也可以包括虽然比较常见，但在某个地区、某个季节、某个年龄组、某个性别、某个部位上特别少见的疾病。

按照某病在群体中的发病率界定，发病率小于0.1‰为罕见病，0.1‰～1.0‰为少见病，大于1.0‰为非少见病。20世纪70年代以来，新发现的疾病已不下150种。遗传病有7 000多种，多属罕少疾病，可见对于罕少疾病的研究是一项长远而艰巨的任务。

2017年《"健康中国2030"规划纲要》明确提出完善罕见病药品供应保障体系的任务；2018年国家公布了《第一批罕见病目录》以及《中国罕见病研究报告（2018）》；2019年国家建立全国罕见病诊疗协作网，罕见病群体得到了政府与社会的广泛关注。

为进一步推动罕少见病的科学研究，汇总罕少见病的典型病例，整理罕少见病的临床成果，由疑难病杂志社与中国医学著作网联合组织相关医学专家共同编写《中国罕少见病例荟萃》，希望能为广大医务工作者提供一定的指导与帮助。

本卷收录罕少见病例34篇，作者来自国内10多个省份的20余家医疗机构，是具有丰富临床、科研、教学经验的一线专家，他们精心筛选了具有实践参考价值的罕少见病例，从不同的角度分析讨论，从中可以发现不同的亮点，挖掘到不同的临床问题。本书内容翔实，图文并茂，结构清晰，基本涵盖了临床相关专业，具有较高的学术价值。

　　本书是《中国罕少见病例荟萃》的第一卷，今后将陆续出版，为罕少见病数据库建设增加病例，供临床医师在诊断与治疗中借鉴，衷心地期望广大临床工作者为本丛书赐稿。

　　本书稿虽经多次整理修改，但由于时间仓促，不足、漏误之处在所难免，恳请广大读者批评指正！

马智

2020 年 10 月

目　录

病例 1　恙虫病合并流行性出血热

恙虫病是由恙虫病立克次体所引起的自然疫源性传染病，通过恙螨叮咬传播。流行性出血热是由汉坦病毒引起的自然疫源性疾病，鼠为主要传染源；传播途径为接触宿主动物或其排泄物、分泌液。前者的潜伏期 4～21 天，一般 10～14 天。后者的潜伏期 4～46 天，一般 7～14 天。

一、病例介绍

患者，男，28 岁，因"发热、头痛 1 周"入院。

10 余天前在水库钓鱼，居住处有老鼠活动。1 周前出现畏寒发热、头痛、全身肌肉酸痛，考虑"感冒"予对症处理。患者发热反复，热退后头痛稍缓解，渐出现上腹部疼痛，恶心呕吐胃内容物，腹泻，排墨绿色稀烂便，尿量偏少，病程中最高体温 39.4℃。查体：体温 38.7℃，血压 114/78 mmHg(15.19～10.39 kPa)。神清，精神差，双眼球结膜充血明显，躯干、四肢见暗红色斑疹，右臀部可见一直径约 5 mm 焦痂，周围红晕，双侧腹股沟浅表淋巴结肿大，轻压痛。心肺(－)，腹平，腹肌稍紧张，上腹部压痛，无反跳痛，肝区叩击痛阳性，墨菲征阴性，颈抵抗可疑。辅助检查：CRP 218 mg/L，PCT 1.80 ng/ml；血常规：WBC 5.9×10^9/L，E 0.04%，PLT 100×10^9/L；尿常规：尿蛋白(＋＋)；乙型流感抗体：弱阳性(±)；电解质：Na 126.00 mmol/L，Cl 91.00 mmol/L，Ca 1.84 mmol/L，心肌酶：LDHL 719.0U/L，α-HBDH 582.0 U/L，胆红素：TBIL 65.48 μmol/L，DBIL 65.41 μmol/L，IBIL 0.07 μmol/L；肝功能：ALB 28.0 g/L，AST 248 U/L，ALT 191 U/L，ALP 292 U/L，GGT 424.8 U/L；登革病毒 IgM/IgG 抗体阴性。上腹部 CT：轻度脂肪肝，脾稍大。血淀粉酶、凝血功能、肾功能、感染 8 项、大便常规及培养、血培养、外斐试验、心电图、胸片、头颅及下腹部 CT 未见异常。珠海市疾控中心检查流行性出血热病毒 IgM、IgG 抗体阳性。腰穿测压为 185 mmH$_2$O(1.8 kPa)，脑脊液常规、生化无特殊。脑脊液未找到抗酸杆菌，革兰染色未见细菌。液基细胞学：(脑脊液)少量淋巴细胞。

诊断考虑：①恙虫病；②流行性出血热(轻型)；③乙型流行性感冒。

予多西环素、奥司他韦口服，利巴韦林静脉滴注，常规护肝、补液等，监测血常规、电解质、肝肾功等，住院第 3 天患者无发热，住院第 10 天患者一般情况好，无发热头痛、无腹痛腹泻，复查指标明显好转，带药出院。

二、病例分析

恙虫病是由恙虫病立克次体所引起的自然疫源性传染病，通过恙螨叮咬传播。潜伏期 4～21 天，一般 10～14 天。临床症状有：叮咬部位焦痂或溃疡形成、高热、淋巴结肿大、皮疹及外周血白细胞计数减少[1]。文献报道恙虫病可出现高热、头痛、结膜充血等，甚至出现脑膜炎征象，脑脊液检查无明显特异性[2-6]。

流行性出血热是由汉坦病毒引起的自然疫源性疾病，鼠为主要传染源。传播途径为接触宿主动物或其排泄物、分泌液。潜伏期为 4～46 天，一般 7～14 天。典型症状有发热、休克、充血、出血等和急性肾衰竭，典型病例病程呈五期经过，但通常不典型，常以某一系统或某一器官的症状较为突出，有白细胞升高及血小板减少的表现，需与重症感染相鉴别。白细胞升高及血小板减少程度与病情呈正相关。多数流行性出血热一般发热病程 3～7 天，热退后症状加重[7]。

该患者以发热、头痛为首发主要表现，伴有全身肌肉酸痛、腹痛、腹泻、呕吐，查体可见焦痂、淋巴结肿大、全身散在皮疹，恙虫病诊断明确。考虑患者有鼠类接触史，现腹痛、呕吐、头痛、眼结膜充血明显，需要警惕合并其他疾病可能[8]，进一步完善流行性出血热抗体检测，明确流行性出血热诊断，早期及时予利巴韦林抗病毒治疗，可减轻病情、缩短病程[9-10]。在临床工作中，碰到发热患者，需要进行鉴别诊断。对于症状体征明显，可明确诊断的患者，即使"一元论"能解释病情，在不能明确排除鉴别诊断时，需要通过相关检验检查手段明确阳性或阴性结果。尤其是传染性疾病，因为临床中较少见，多不能进行常规检查，可能需要进一步到防保科及疾控中心进行相关检查，明确诊断。本例患者焦痂明显，结合草地接触史，可临床诊断为恙虫病。发热、头痛患者，咽拭子流感检查是常规检查，故能明确诊断为乙型流行性感冒，而流行性出血热抗体 IgM/IgG 不是常规检查，轻型患者亦不存在明显症状及体征表现，需要通过疾控中心进一步检查明确诊断。该患者明确多个诊断，指导临床用药选择，可减缓病程，改善症状，缩短住院时间。

（珠海市中西医结合医院感染性疾病科：贾文燕）

参 考 文 献

[1] 周元平 . 热带病学[M]. 北京：人民卫生出版社，2009：179-184.

[2] 卫峥，徐天敏 . 6 例恙虫病临床特点及误诊分析[J]. 热带病与寄生虫学，2012，10（1）：35-36.

[3] 刘宁湘 . 脑型恙虫病 1 例[J]. 实用医学杂志，2005，21（23）：2618.

［4］吴建辉，薛青．恙虫病伴严重头痛 12 例临床分析［J］．当代医学，2012，18(27)：80-81.

［5］郑乡占，段林枝．恙虫病并发脑膜炎 1 例［J］．中国实用内科杂志，1996，16(3)：166.

［6］王俊峰，刘汉伟，唐超刚，等．恙虫病并发脑膜炎及脑脊液细胞学改变 1 例［C］．中华医学会神经病学分会全国中青年神经病学学术大会，2014：191－192.

［7］周元平．热带病学［M］．北京：人民卫生出版社，2009：111-120.

［8］孙涛，王倩．以发热、呕吐为首要表现的流行性出血热 2 例分析［J］．实用医学杂志，2013，29(20)：3416.

［9］夏秀红．流行性出血热通过利巴韦林注射液治疗的作用探讨［J］．中国医药指南，2018，16(2)：104-105.

［10］黄长形，姜泓，白雪帆．肾综合征出血热诊疗陕西省专家共识［J］．陕西医学杂志，2019，48(3)：275-288.

病例 2 恙虫病感染相关性噬血细胞综合征

成人噬血细胞综合征是一种复杂的临床—生物学联系，通常继发于一种感染性疾病或血液系统恶性肿瘤，由于其临床表现不典型及多形性，易被延误诊治，严重者可危及生命。恙虫病感染相关性噬血细胞综合征临床上并不常见。

一、病例介绍

患者，女，49 岁，因"发热、头痛 1 周"于 2019 年 11 月 30 日入院。

缘于入院前 1 周无明显诱因出现发热，体温最高达 39.5 ℃，伴头痛，非喷射性呕吐胃内容物 1 次，无咖啡样呕吐物，偶有咳嗽，痰少，自行口服"扑感敏"后未见好转。就诊我院急诊，查颅脑＋肺部 CT 未见明显异常，拟"发热待查：颅内感染?"收住我科。发病前有草丛接触史。

入科查体：体温 38.2 ℃，脉搏 90 次/min，呼吸 20 次/min，血压 90/70 mmHg。面色稍苍白，睑结膜稍苍白，轻度贫血貌。全身皮肤无黄染、瘀点、瘀斑，无肝掌、蜘蛛痣。右股部可见一直径约 5 mm 圆形黑色焦痂，边缘突起如堤围状，周围有红晕，无渗液、化脓（病例 2 图 1）。咽部无充血，双侧扁桃体无肿大，浅表淋巴结未触及肿大，心肺未见明显异常。腹软，无压痛及反跳痛，未触及包块，肝脾触诊不满意，肝脾肾区无叩击痛，双下肢无水肿。神志清楚，精神萎靡，言语清晰，对答切题，颅神经检查阴性。四肢肌张力正常，肌力 V 级。腱反射对称活跃，双侧病理征未引出。共济运动正常，深浅感觉正常。颈软，双克氏征、布氏征阴性。

辅助检查：血常规：白细胞 3.25×10^9/L，中性粒细胞 2.3×10^9/L，中性粒细胞比例 70.6%，红细胞 2.66×10^{12}/L，血红蛋白 83 g/L，血小板 68×10^9/L。C 反应蛋白 32 mg/L。电解质：钾 3.27 mmol/L，钠 134.1 mmol/L。凝血因子：活化部分凝血活酶时间 44 s。肝肾功能：尿素 9.14 mmol/L，肌酐 122.4 μmol/L，总蛋白 50.5 g/L，白蛋白 29.4 g/L，天冬氨酸氨基转移酶 68 U/L，总胆固醇 3.27 mmol/L，三酰甘油 3.77 mmol/L，铁蛋白 1362 μg/L，转铁蛋白 1.19 g/L。腰椎穿刺：脑脊液透明清亮，压力 160 mmH$_2$O，常规、生化及免疫球蛋白均正常，涂片及培养未见细菌及真菌。类风湿因子、抗链球菌溶血素

O、自身免疫抗体、肥达试验、外斐试验、伤寒血清凝集试验、寒冷凝集素试验均正常。风疹病毒-IgM、弓形虫-IgM、巨细胞病毒-IgM、单纯疱疹病毒Ⅰ型及Ⅱ型-IgM、EB病毒VCA-IgA抗体均阴性。肾综合征出血热病毒-IgM及IgG抗体、布鲁菌、钩端螺旋体抗体检测均阴性。尿常规：尿蛋白（＋）、胆红素（＋）、潜血（＋＋）。24小时尿蛋白定量正常。血培养、中段尿培养未见致病菌生长，肿瘤标志物、粪常规正常，心电图正常。腹部彩色超声示：肝脏右叶强回声斑，考虑：肝内钙化灶、脾大。

初步诊断：①恙虫病；②三系减少原因待查？请血液科会诊行骨髓穿刺（右髂后上棘）结果示：增生活跃，粒细胞系（G）＝74.5%，红细胞系（E）＝11%，G/E＝6.77；粒系增生，以中性中幼粒细胞为主，形态无明显异常；红系增生，以晚幼红为主，形态无明显异常，成熟红细胞无明显形态异常；淋巴细胞、单核细胞无明显增减；全片共见巨核细胞269个，以颗粒型为主，血小板数量减少；组织细胞数量增多，占2%，可见吞噬细胞现象；未见寄生虫。骨髓培养无致病菌生长。考虑：三系减少原因待查：感染相关性噬血细胞综合征？恶性组织细胞病？进一步完善骨髓活检病理，免疫组化结果：组织细胞Vim（＋）、CD68（＋）、MPO（＋）；淋巴细胞CD43灶（＋）、CD20（－）、TdT（－）、CK（－）；Ki-67约2%；骨髓腔中见灶性增生的组织细胞及淋巴细胞（病例2图2）。

修正诊断：①恙虫病；②感染相关性噬血细胞综合征。予静脉滴注地塞米松及口服四环素3天后体温正常，予停用地塞米松。治疗1周后复查血常规：白细胞4.6×10⁹/L，中性粒细胞2.63×10⁹/L，红细胞3.28×10¹²/L，血红蛋白102g/L，血小板101×10⁹/L。复查骨髓穿刺结果示：增生明显活跃，G＝62%，E＝24%，G/E＝2.58；可见0.5%组织细胞，未见吞噬血细胞现象。四环素予减量继续应用。患者一般情况好转，病情平稳，未再发热，于12月10日出院，1个月后门诊随访复查血象及各项生化指标正常。

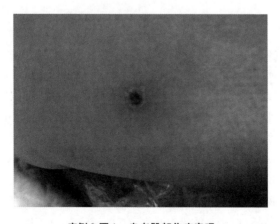

病例2图1　患者股部焦痂表现

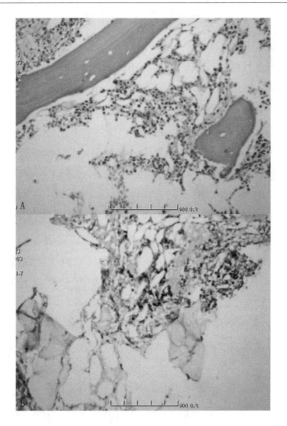

注：符合骨髓腔中见灶性增生的组织细胞及淋巴细胞

病例2图2　患者骨髓免疫组化表现(苏木紫染色，×500)

二、病例分析

噬血细胞综合征(hemophagocytic syndrome，HPS)又被称为噬血细胞性淋巴组织细胞增多症(hemophagocytic lymphohistiocytosis，HLH)，是由淋巴组织细胞系中细胞的不适当激活和增殖导致的炎性状态，其免疫病理表现为巨噬细胞和T细胞过度活化，细胞毒性T细胞和自然杀伤细胞杀伤靶细胞的能力受损，导致网状内皮器官中成熟血细胞及其前体吞噬失控，以及促炎细胞因子[如肿瘤坏死因子α(TNF-α)、巨噬细胞炎性蛋白1α(MIP-1α)、粒细胞—巨噬细胞集落刺激因子(GM-CSF)、干扰素γ(IFN-γ)、白介素-6(IL-6)、IL-10和IL-35等)]介导的多器官功能障碍[1-2]。在临床上，HLH以持续性发热、全血细胞减少、肝脾大以及肝、脾、骨髓、淋巴结组织中发现噬血现象为主要特征，可伴有神经系统、消化系统、呼吸系统等多器官受累的征象[3]。根据病因可分为原发性(家族性或与先天性免疫缺陷有关的)噬血细胞综合征和继发性(与感染、肿瘤和自身免疫性疾病等有关的)噬血细胞综合征。其中感染相关性噬血细胞综合征(infection-associated hemophagocytic syndrome，IAHS）是继发性 HLH 最为常见形式，常继发于病毒、细菌、真菌、立克次体、寄生虫等多种病原微生物感染。HLH 实验室检查血象以血小板减少最为明显，可作为反映疾病活动性的一项指标。骨髓象在早期呈中度增生，常表现为反应性组织细胞增生，无恶性细胞浸润；在极期可见数量不等的吞噬红细胞、吞噬血小板和有核细胞；在晚期则呈骨髓抑制表象。生化检查早期可见高三酰甘油血症和高铁蛋白血症（通常会高达数千 μg/L 以上），与巨噬细胞激活引起肿瘤坏死因子 α 高分泌有关[4]。可溶性白介素-2 受体（sCD25）水平的升高反映了免疫系统的过度激活和自然杀伤细胞活性的降低[5]。此外，通常可观察到转氨酶、碱性磷酸酶、胆红素不同程度的升高，这表明一定程度的肝功能损伤。参照国际组织细胞协会 2004 年修订的 HLH 诊断标准[6]，本例患者虽未行分子诊断，但满足 8 条指标中的 6 条：①发热：体温 >38.5℃ 且持续 1 周以上；②脾大；③血细胞减少（累及外周血两系）：血红蛋白 83 g/L，血小板 68×10^9/L，且非骨髓造血功能低下所致；④高三酰甘油血症（空腹状态下 3.77 mmol/L）；⑤在骨髓里找到嗜血细胞；⑥血清铁蛋白升高：铁蛋白 1362 μg/L。结合患者发病前草地接触史，髋部可见特征性焦痂，脑脊液、血液及骨髓培养均未检出致病菌，且自身免疫抗体、肥达/外斐/凝集试验、风疹病毒、弓形虫、巨细胞病毒、单纯疱疹病毒、EB 病毒、肾综合征出血热病毒、布鲁氏菌、钩端螺旋体抗体等病原学检测均阴性，故考虑恙虫病继发 IAHS。

恙虫病又称为丛林斑疹伤寒，是一种由恙虫病立克次体传播的人畜共患病，由恙螨幼虫叮咬造成，夏秋季多发，在我国已广泛流行。该病发病前多有野外作业史，经过 5～20 天潜伏期后，开始出现发热、皮疹、肌肉酸痛、胃肠功能紊乱和淋巴结肿大等非特异性前驱症状，疾病范围可从轻度发热伴皮疹到严重的多系统受累，其最具特征的临床症状是在螨虫叮咬处形成的焦痂。人类感染后，立克次体不仅选择性靶向攻击中小型血管内皮细胞，也可以入侵平滑肌细胞、单核细胞和血管周围巨噬细胞，造成局部或广泛的血管炎/血管周围炎，严重感染者可引起多器官功能障碍综合征。有研究表明，人类细胞能够通过一氧化氮合成、过氧化氢生成和色氨酸降解三种机制单独或相互结合作用，在细胞内控制立克次体感染。这其中涉及 CD_4^+ 和 CD_8^+ T 淋巴细胞、B 淋巴细胞、巨噬细胞、自然杀伤细胞、抗体和细胞因子之间复杂的相互作用。由此推测，立克次体感染后，细胞毒性 T 细胞介导的巨噬细胞过度活动可能导致易感个体的血液吞噬作用，从而引起 HLH[7-8]。Kang 等[9]在恙虫病患者中观察到外周血自然杀伤细胞功能障碍，血清 IFN-γ、M-CSF 和 TNF-α 水平升高，进一步证实了这一假设。目前恙虫病感染的有效实验室检查为外斐试验，然而在未经治疗情况下，外斐试验第 1 周阳性率约 30% 左右，第 2 周约 75%，至第 3 周才能达 90% 左右[10]，因此，该患者外斐试验阴性无诊断意义。恙虫病对抗生素反应敏感，大多数患者在开始治疗后 24～36 小时体温降至正常。国外有研究表明，年龄、延迟治疗和高血清骨桥蛋白是疾病严重程度的重要危险因素[11-12]。因此，在合并血细胞减少、凝血功能障碍和功能异常的重症恙虫病患者，应考虑到 HLH 可能，尽早完善骨髓穿刺检查以协助诊治。

IAHS 的治疗问题复杂,针对病因治疗后部分早期和轻症患者可获得缓解。但是,由于 HLH 的恶性循环已经启动,严重者可导致疾病脱离原发病因继续进展,并发 DIC 和多器官功能衰竭。因此,对重症 IAHS,除口服抗生素治疗外,可同时应用 HLHO4 方案化疗(依托泊苷 + 地塞米松,根据情况使用环孢素和甲氨蝶呤)[13]。恙虫病继发 HLH 通常对治疗有良好的反应,本例患者通过使用多西环素针对病因治疗,辅以激素减轻炎性反应后获得缓解,未加用细胞毒药物。因此,早期诊断和及时应用抗菌药物治疗可预防严重并发症的发生。

HLH 是恙虫病感染后的一种不常见但有潜在致命性的并发症,由于疾病的阶段性,且临床特征与重症恙虫病部分重叠(发热、肝脾大、器官出血),一开始易被忽视。因此,动态观察病情,及时认识该综合征,多次多部位进行活组织检查并积极治疗以控制 HLH 的触发,无论是否采用 HLH 特异性免疫治疗,对降低病死率都至关重要。

综上所述,HLH 是一种病因多样且临床表现广泛、缺乏特异性的过度免疫激活综合征,一旦延误诊治,可能导致病情快速进展,甚至威胁生命等不良后果。临床医生需要能够识别 HLH 中常见的症状和体征,特别在尚未确诊的伴有多器官功能障碍的发热性疾病应考虑该病可能,尽早完善相关实验室检查,早期及合理的治疗是改善预后的关键。

(中国人民解放军联勤保障部队第 909 医院神经内科:杨雅玲)

参 考 文 献

[1] Zahir H, Belkhir J, Mouhib H, et al. Hemophagocytic lymphohistiocytosis: epidemiological, clinical and biological profile[J]. Turk J Med Sci, 2019, 49(5): 1332-1335.

[2] Apodaca E, Rodriguez-Rodriguez S, Tuna-Aguilar EJ, et al. Prognostic factors and outcomes in adults with secondary hemophagocytic lymphohistiocytosis: a single-center experience [J]. Clin Lymphoma Leuk, 2018, 18(10): e373-e380.

[3] Risma KA, Marsh RA. Hemophagocytic lymphohistiocytosis: clinical presentations and diagnosis[J]. J Allergy Clin Immunol Pract, 2019, 7(3): 824-832.

[4] Henter JI, Horne A, Arico M, et al. HLH-2004: diagnosis and therapeutic guidelines for hemophagocytic lymphohistiocytosis[J]. Pediatr Blood & Cancer, 2007, 48(2): 124-131.

[5] 栗绍刚, 郭东星, 李静宜, 等. 恙虫病临床诊治特点及预防[J]. 寄生虫与医学昆虫学报, 2019, 26(2): 117-122.

[6] Sahni SK, Rydkina E. Host cell interactions with pathogenic Rickettsia species [J]. Future Microbiol,

2009, 4(3): 323-339.

[7] Cascio A, Giordano S, Dones S, et al. Hemophagocytic syndrome and rickettsial diseases[J]. J Med Microbiol, 2011, 60(Pt4): 537-542.

[8] Kang SJ, Jin HM, Cho Y, et al. Dysfunction of Circulating Natural Killer T Cells in Patients With Scrub Typhus[J]. J Infect Dis, 2018, 218(11): 1813-1821.

[9] Saisongkorh W, Chenchittikul M, Silpapojakul K. Evaluation of nested PCR for the diagnosis of scrub typhus among patients with acute pyrexia of unknown origin[J]. Trans R Soc Trop Med Hyg, 2004, 98(6): 360.

[10] 邹光美, 黄朝任, 周传林, 等. 恙虫病合并多器官功能障碍综合征的实验室检查相关危险因素分析[J]. 中国卫生检验杂志, 2018, 28(6): 745-749.

[11] Narayanasamy DK, Arun-Babu T, Vijayadevagaran V, et al. Predictors of severity in pediatric scrub typhus[J]. Indian J Pediatr, 2018, 85(8): 613-617.

[12] 噬血细胞综合征中国专家联盟, 中华医学会儿科学分会血液学组. 噬血细胞综合征诊治中国专家共识[J]. 中华医学杂志, 2018, 98(2): 91-95.

[13] Basheer A, Padhi S, Boopathy V, et al. Hemophagocytic lymphohistiocytosis: an unusual complication of Orientia tsutsugamushi disease (Scrub Typhus)[J]. Mediterr J Hematol Infect Dis, 2015, 7(1): e2015008.

病例3　心腔内积气

心腔内积气在国内无报道，鲜有的涉及心脏积气的疾病主要是心包积气。国外有心腔内积气的报道，但数量极少。

一、病例介绍

患者，男，85岁，因"反复咯痰喘10年，加重20天"入院。

患者10年前有反复的咳嗽、咯痰，严重时伴气喘，活动后明显，明确为"慢性阻塞性肺疾病"。20天前再次出现上述症状加重，咯黄白黏痰，量多，不易咯出，伴胸闷、气喘。在当地医院予以抗感染、化痰和平喘等治疗后效果不佳，后出现意识障碍，轻度昏迷，转至我院急诊。就诊期间完善了CT检查后，患者遂即出现心跳呼吸骤停，立即予以组织抢救，先后给予心肺复苏和气管插管等处理后，生命体征恢复，收入RICU继续维持。既往有"支气管扩张症、右侧气胸胸腔闭式引流术后、慢性肺源性心脏病、心律失常、心房纤颤、心功能Ⅱ级"病史。

查体：体温36.4℃，脉搏30次/min，呼吸40次/min，血压93/34 mmHg。平车推入病房，神志昏迷，查体不配合，气管插管在位。桶状胸，肋间隙增宽。听诊双肺呼吸音低，未闻及干湿性啰音。心音极低，各瓣膜区未闻及病理性杂音。腹平软，无压痛反跳痛及紧张，肝脾肋下未触及，肝肾区无叩痛。脊柱四肢无畸形，双下肢轻度水肿。

辅助检查：急诊头胸部CT(病例3图1)示：双侧大脑半球多发腔隙性脑梗死。老年脑改变，两肺弥漫性炎性病变。两肺支气管扩张伴感染。右肺下叶肺大泡，两侧胸腔积液、心包少量积液。升主动脉及心腔内积气。右上肺陈旧灶。血气分析：pH 7.02，SpO$_2$ 97%，PaO$_2$ 124 mmHg，PaCO$_2$ 105 mmHg，乳酸9.6 mmol/L，Na$^+$ 141 mmol/L；K$^+$ 4.8 mmol/L。血常规和凝血未见明显异常。

诊断：根据上述提供的病史和入院检查，诊断主要考虑：①心跳呼吸骤停；②升主动脉及心腔内积气；③慢性呼吸衰竭Ⅱ型呼吸衰竭；④慢性阻塞性肺疾病急性加重期；⑤支气管扩张伴感染；⑥两侧胸腔积液；⑦慢性肺源性心脏病；⑧心律失常，心房纤颤，心功能Ⅱ级；⑨腔隙性脑梗死。

后续完善相关检查，血常规：WBC 7.06×10⁹/L，N% 91.1%，N 6.43×10⁹/L；生化未见明显异常；凝血功能：PT 19.8 s，APTT 39.4 s，INR 1.67，D-D 16.16 mg/L；CRP 143 mg/L；ESR 正常；PCT 14.48 ng/ml；pro-BNP 6 971.0 pg/ml，床边心脏超声：心腔内积气，肺动脉高压。予气管插管接呼吸机辅助通气，继续高级心肺复苏等。至第2日上午生命体征不能维持，患者家属商议后要求自动出院。

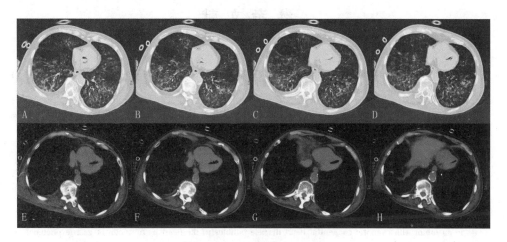

病例3 图1 患者胸部 CT 图像

二、病例分析

心脏在人的整个生命活动过程中，不停地跳动，推动血液在血管内循环流动，构成心血管系统。心血管系统和其辅助作用的淋巴系统一起组成循环系统。循环系统是一个相对封闭的管道系统，正常人体循环系统内无气体聚集形成积气，若有积气可形成气体栓塞危及生命。气体栓塞常见于严重的外伤、手术、深静脉穿刺置管、静脉造影及肺穿刺活检等，约有23%的静脉造影患者在中央静脉内发现少量气体，但真正致死剂量300~500 ml，且至少以100 ml/s 的速率进入到静脉内[1-2]。此例患者经详细询问病史，否认外伤、手术、深静脉穿刺置管、静脉造影及肺穿刺活检等。

心腔内积气临床罕见，国内无相关报告。常见的原因除上述的外伤、手术、静脉造影、穿刺术后（包括深静脉穿刺置管、肺穿刺活检等），还应当考虑产气性细菌感染等。国内文献中，涉及心脏器官的积气，主要是心包积气[3-4]。国外文献中，有报道心腔内积气的，但主要见于婴儿[5]。其推测的可能机制为感染产气性细菌，导致坏死性肠炎，从而使气体通过相连的静脉到达右心房[6]。坏死性肠炎是新生儿最常见、最严重的胃肠道急症，具有起病急、病情重、预后差的特点，是目前新生儿医疗领域中最为棘手的危重症之一[7]。

对于此例心腔内积气患者的原因，通过病情分析，明显与上述不符。结合现有可查阅资料分析,至今未明确病因。但由于其临床罕见,特此报道,希望能对后续同仁遇到类似患者有所启发。

(东南大学医学院附属江阴医院呼吸与危重症医学科:田家伟)

参 考 文 献

[1] 孙媛媛,康新阳,曹琦,等.非血栓性肺栓塞研究进展[J].国际呼吸杂志,2018,38(14):1103-1107.

[2] 刘世合,于华龙,付青,等.CT引导下经皮肺穿刺活检并发体循环空气栓塞的危险因素[J].中国介入影像与治疗学,2018,15:592-596.

[3] 王彪,刘琦,金滨,等.罕见心包积气1例[J].罕少疾病杂志,2019,26(3):111-112.

[4] 沈俊飞,严金川,王昭军,等.特发性心包积气一例[J].中华急诊医学杂志,2017,26(3):346-348.

[5] Nishibe S, Kodama M, Morita Y, et al. Intracardiac air bubbles originating from pneumatosis intestinalis in an infant with cyanotic congenital heart disease bubbles in the heart as first sign of gastric pneumatosis[J]. J Cardiothorac Vasc Anesth, 2016, 30(6):1632-1635.

[6] Muller B, Stahr N, Knirsch W, et al. Bubbles in the heart as first sign of gastric pneumatosis[J]. Eur J Pediatr, 2014, 173(12):1587-1589.

[7] 唐书庆,朱丽,张蓉,等.新生儿坏死性小肠结肠炎623例临床特点分析[J].中华实用儿科临床杂志,2019,34(15):1171-1175.

病例4 组织细胞肉瘤合并噬血细胞综合征

组织细胞肉瘤(histiocytic sarcoma，HS)是一种十分罕见的恶性组织细胞性肿瘤。临床上常表现一个侵袭性过程。噬血细胞综合征(hemophagocytic syndrome，HPS)又称噬血细胞性淋巴组织细胞增生症(hemophagocytic lymphohistiocytosis，HLH)，是一种相对罕见、危及生命的疾病。临床上患有组织细胞肉瘤且合并噬血细胞综合征更是罕见，近年来国内外相继有个例报道。

一、病例介绍

患者，女，49岁，因"发热伴淋巴结肿大1个月余，加重10天"，于2019年9月5日入院。

患者缘于2019年7月无明显诱因出现发热，体温最高40 ℃，咳嗽伴乏力，逐渐加重，活动后心慌、气短，无腹痛、腹胀、腹泻，无牙龈渗血及全身皮肤黏膜出血，大小便正常。否认特殊药物、放射源及化学物品接触史，无吸烟、饮酒史，否认特殊家族史。

查体：体温39 ℃，呼吸21次/min，心率102次/min，血压104/64 mmHg。慢性病容，全身皮肤黏膜可见散在皮疹，右侧颈部可触及两个肿大淋巴结，1.5 cm×1.5 cm大小，质地软，活动度尚可，与周围组织无粘连，无压痛。咽部充血，双侧扁桃体Ⅰ度肿大，口腔黏膜无溃疡。胸骨无压痛，心律齐，双侧呼吸音粗，未闻及干湿性啰音。腹部平坦，无压痛，肝脾未触及。双下肢水肿，无活动障碍。生理反射存在，病理反射未引出。

实验室检查：血白细胞29.52×10⁹/L，中性粒细胞26.47×10⁹/L(89.7%)，血红蛋白126 g/L，血小板177×10⁹/L；血液生化：乳酸脱氢酶973 U/L，估算的肾小球滤过率74.6 ml/min，天冬氨酸氨基转移酶191U/L，丙氨酸氨基转移酶347U/L，白蛋白21.0 g/L，总胆红素37.50 μmol/L，直接胆红素32.4 μmol/L，钙1.75 mmol/L、钾3.46 mmol/L，三酰甘油2.5 mmol/L。结核菌特异性细胞免疫反应阴性。

影像学检查：胸部CT示：①双肺支气管血管束增粗，双肺小叶间隔增厚并弥漫磨玻璃样影，多考虑间质性肺炎；②纵隔及双侧肺门多发肿大淋巴结；③双肺间质增生；④左肺下叶内前基底段条索，多考虑陈旧性病变；⑤双侧胸膜局限性增厚、粘连。妇科彩色超声:①左侧卵巢未显像;②膀胱、子宫、右侧附件声像图未见明显异常。

诊断及治疗经过:因高热、外周血白细胞和中性粒细胞较高,初期考虑为由细菌感染引起,经验性给予:美洛西林钠/舒巴坦钠3.75 g,静脉滴注1次/8 h,治疗3 d后复查白细胞27.52×10⁹/L、中性粒细胞25.40×10⁹/L(92.3%),体温39 ℃,较前无明显变化。升阶梯抗生素为亚胺培南-西司他丁钠0.5 g,静脉滴注1次/6 h,联合万古霉素1 g静脉滴注1次/12 h,抗感染9d后复查白细胞22.46×10⁹/L、中性粒细胞19.57×10⁹/L(87.1%),较前有所下降,降级抗生素为:头孢哌酮钠舒巴坦钠3g,静脉滴注1次/12h抗感染治疗。

患者为老年女性,为排除肿瘤的可能,完善肿瘤标志物检查:癌胚抗原5.18μg/L,细胞角蛋白19片段2.43 ng/ml,糖类抗原-125:268.5 U/ml。为明确肿瘤病变部位,行PET-CT提示:脾脏、全身区域淋巴结、中轴骨及附肢骨骨髓FDG代谢均异常增高,考虑淋巴瘤Ⅳ期(病例4图1)。经先后2次穿刺活检提示:考虑组织细胞肉瘤(病例4图2)。免疫组化:脾索中见弥漫分布大细胞,背景中见多量中性粒细胞,CD163(+)(病例4图3A)、CD68(+)(病例4图3B)、CD4(-)、S100(-)、CD15(-)、ki67约30%(病例4图3C)、CD30(-)、ALK(-)。

完善骨髓穿刺,提示:骨髓有核细胞增生活跃,粒:红=35.3:1,淋巴细胞增生,见个别不典型淋巴细胞;全片分7个巨核细胞,血小板可见,见少数吞噬细胞。粒系增生,红系受抑。骨髓活检:骨髓组织多为骨质及皮质下低增生骨髓,造血细胞少见,未见巨核细胞。染色体核型:46 XX(20);免疫分型:在CD45/SSC点图上设门分析,淋巴细胞约占有核细胞的3%,比例明显降低,其中B淋巴细胞占淋巴细胞比例明显降低。原始区域细胞约占有核细胞的0.5%,分布散在,单核细胞约占有核细胞的1.5%,表型成熟。粒细胞约占有核细胞的82.5%,比例增高,部分细胞考虑存在分布异常。故根据病理结果及免疫组化结果明确诊断为组织细胞肉瘤。

在诊断病情过程中,9月23日复查血常规:白细胞17.25×10⁹/L,血红蛋白94 g/L,血小板40×10⁹/L;9月26日复查血常规:白细胞6.45×10⁹/L,血红蛋白45 g/L,血小板13×10⁹/L,外周血三系出现明显下降。检验贫血三项:叶酸8.0 ng/ml,维生素B₁₂606.0 pmol/L,铁蛋白5229.6 μg/L。噬血细胞综合征拓展突变基因筛查:STXBP99.4%、GZMB 52.17%、AP3B1 51.33%、GNLY 38.14%、UNC13D 50.47%。结合患者有发热症状、外周血三系降低、出现噬血现象及铁蛋白升高,可诊断为噬血细胞综合征。排除化疗禁忌,于9月28日给予CHOP+E方案化疗,同时给予止吐、抑酸、输血、升高血小板等治疗,10月9日复查血常规:白细胞1.92×10⁹/L,血红蛋白70 g/L,血小板56×10⁹/L。于10月24日再次入院复查血常规:白细胞18.91×10⁹/L,中性粒细胞17.06×10⁹/L(90.2%),血红蛋白102 g/L,血小板302×10⁹/L。复查骨髓涂片:骨髓有核细胞增生明显活跃,粒:红=4.7:1,粒系增生,早幼粒以下阶段可见,杆状核及分叶核比例增高，其余阶段比例基本正常，少数细胞质中颗粒增多增粗；红系增生，以中、晚幼红增生为主，形态染色未见明显异常，成熟红细胞形态染色基本正常；淋巴细胞受抑，巨核细胞及散在血小板较易见，成堆血小板可见。意见：三系增生骨髓象。给予第 2 个疗程 CHOP + E 方案化疗，10 月 28 日复查血常规：白细胞 $9.39 \times 10^9/L$，血红蛋白 108 g/L，血小板 $141 \times 10^9/L$。目前患者仍处于后续治疗及随访中。

二、病例分析

HLH 是组织细胞异常增生并由大量吞噬细胞引起的一系临床表现综合征，其表现为持续发热，肝脾淋巴结肿大，全血细胞减少，皮疹出血，肝功能异常，凝血障碍，骨髓出现噬血现象。噬血细胞综合征根据病因不同分为原发性和继发性两种，临床以继发性多见，多由恶性肿瘤、感染、自身免疫性疾病等引起，以 EB 病毒感染相关最常见。根据 2004 年国际制定的继发性 HLH 诊断标准指南，具体标准为：①发热 >38.3 ℃；②脾大；③外周血二系或三系减少（$N < 1.0 \times 10^9/L$、$Hb < 90$ g/L、$PLT < 100 \times 10^9/L$）；④高三酰甘油血症，三酰甘油 ≥ 3 mmol/L 和/或低纤维蛋白原血症，纤维蛋白原 < 1.5 g/L；⑤骨髓脾脏或淋巴结内有噬血现象；⑥NK 细胞活性降低；⑦血清铁蛋白 ≥ 500 μg/L；⑧可溶性 CD25 ≥ 2400 U/ml。以上 8 条符合 5 条即可诊断。部分患者如未达诊断标准，但是有典型的临床表现及部分实验室数据支持，亦可诊断为 HLH。该患者符合上述诊断标准①、③、④、⑤、⑦，结合基因检查结果，可以诊断为噬血细胞综合征。

HS 在 2016 版淋巴瘤分类中，被归为组织细胞/树突细胞源性肿瘤，发病罕见，国内外多以个案报道为主，可在各个年龄段发病，但多数病例发生在中年，男性多见，病因尚不十分清楚。HS 的发病部位：淋巴结、皮肤及结外组织，结外组织又以胃肠道最为常见，中枢神经系统、脾脏、肝脏、骨、甲状腺、乳腺、胸膜、肺、胆管、卵巢等均有报道。多伴有系统性症状，如发热、体质量减轻等。部分病例发生于纵隔生殖细胞肿瘤，部分患者有全身性表现，伴有多器官累及，因此，有学者称其为恶性组织细胞增生症。HS 在 CT、MR、PET-CT 等影像学检查也无特异表现，但 PET-CT 在判断肿瘤良恶性、肿瘤分期及指导治疗等方面有一定作用。本例患者行全身 PET-CT 检查提示，脾脏、全身区域淋巴结、中轴骨及附肢骨骨髓呈高代谢状态，提供初步判定肿瘤性质和肿瘤分期及穿刺部位的依据，对组织细胞肉瘤的确诊有重要价值。根据是否继发于其他血液系统恶性疾病，分为原发性和继发性。根据肿瘤细胞的来源和表面标志，可细分为 4 个亚型：组织细胞肉瘤、交指状树突状细胞肉瘤、朗格汉斯细胞肉瘤和未定型细胞肉瘤。

目前 HS 的诊断主要依据病理及免疫组化结果，易误诊，需与大细胞性淋巴瘤（包括 DLBCL 和 ALCL）、单核细胞白血病、树突状细胞肿瘤鉴别。HS 肿瘤细胞胞质丰富，核分裂象显著。免疫标记至少表达 CD68、CD163 及溶菌酶中的 1 种，同时可见 CD13、CD14、CD11c 和 Mac387 等免疫标记，可表达 LCA、CD45RO、HLA-DR、CD4、CD43 等淋巴细胞标志物，S-100 弱阳性或局灶阳性，且不表达树突细胞标志物（CD1a、CD21、CD35）、髓系标志物(MPO、CD34),并对 B 细胞和 T 细胞目前无特异性标志反映。

HS 目前尚无标准治疗方案,临床常以手术治疗为主,联合化疗、放疗等治疗措施,但疗效尚不明确。目前临床已报道多种 HS 化疗方案,但均无确切疗效。CHOP 方案常作为一线化疗方案,多用于侵袭性组织细胞肉瘤,该方案亦是非霍奇金淋巴瘤最常用的治疗方案,与其他化疗方案相比,费用少,疗效相似且毒性低,但仅有少数患者短期内有效,长期随访复发率高。2018 年管瑜等[9]在 1 例淋巴结相关的 HS 中,给予 CHOP 方案化疗 1 周后未见明显效果,后改为"重组人血管内皮抑制素"抗血管生成治疗联合 GDP方案化疗(GEM 1.4 g d3,10 + DXM 20 mg d3 ~ 6 + 顺铂 30 mg d3 ~ 6)也未能控制其进展,在确诊后 18 个月因肿瘤复发全身器官衰竭死亡。为防止肿瘤耐药性、延长肿瘤复发时间,CHOP 可加用依托泊苷(CHOP + E)或采用联合化疗方案。CHOP + E 化疗方案及联合化疗方案可能在一定程度上防止肿瘤耐药性,延长肿瘤无进展生存期。临床也有应用阿伦珠单抗、伊马替尼、索拉菲尼、贝伐单抗、沙利度胺、替莫唑胺等药物进行治疗的个案报道,但疗效和预后尚需进一步证实。HS 预后差、恶性度高、侵袭性强、病情进展快,其主要原因之一是由于误诊率高,早期诊断难,一旦确诊需积极治疗。

该病例临床中罕见,且合并有噬血细胞综合征。多个大型研究表明,恶性肿瘤特别是淋巴瘤相关的噬血细胞综合征是不良预后的主要病因。目前临床上确诊的病例仍然较少,必须经过进一步的研究,对 HS 的诊断和治疗才会有更清晰的认识。

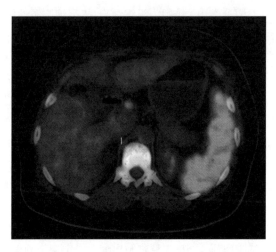

病例 4 图 1　脾脏组织细胞肉瘤 PET-CT 结果

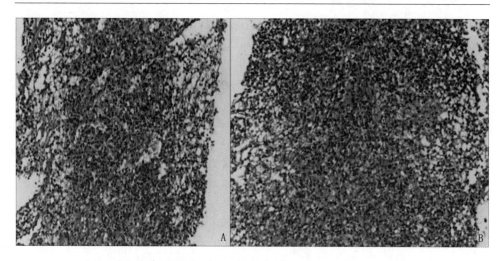

注：脾索中见弥漫分布大细胞，胞质丰富，背景中见多量中性粒细胞

病例 4 图 2　脾脏组织细胞肉瘤活组织病理结果（HE，×100）

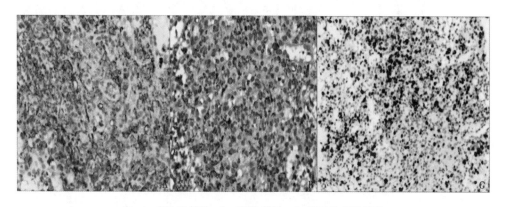

注：A. CD163 阳性；B. CD68 阳性；C. ki67 约 30% 阳性

病例 4 图 3　脾脏组织细胞肉瘤免疫组化结果（SP×200）

（联勤保障部队第九四〇医院全军血液病中心：范春丽　吴涛　薛锋　毛东锋）

参 考 文 献

[1] 沈悌，赵永顺. 组织细胞恶性肿瘤[M]. 北京：科学出版社，2018：313-315.

[2] 周雪萌，张悦. NK/T 细胞淋巴瘤合并噬血综合征 1 例临床分析[J]. 现代肿瘤医学，2019，27(3)：507-508.

［3］刘申，杨华安．组织细胞肉瘤诊疗研究进展［J］．中国癌症防治杂志，2018，10（3）：250-252.

［4］张梦园，李振玲，罗杰．组织细胞肉瘤合并噬血细胞综合征 1 例［J］．中日友好医院学报，2017，31（3）：195-196.

［5］毛丹，胡红，韩国敬，等．组织细胞肉瘤 6 例临床分析及文献复习［J］．疑难病杂志，2017，16（2）：148-151.

［6］岳振营，郭三菊，魏建国，等．淋巴结组织细胞肉瘤 1 例［J］．诊断病理学杂志，2018，25（10）：734-735.

［7］杨熙，林赠华，张亚平．组织细胞肉瘤 1 例报告并文献复习［J］．交通医学，2012，26（1）：73-77.

［8］朱秀，吴伟，孙文勇．组织细胞肉瘤 1 例报告并文献复习［J］．浙江实用医学，2011，16（3）：173-175.

［9］管瑜，吴春，王璇，等．原发性组织细胞肉瘤 2 例临床病理观察［J］．诊断病理学杂志，2018，25（5）：362-365.

病例 5　Susac 综合征

Susac 综合征（Susac syndrome）是由免疫介导的血管内皮炎引起的累及脑、视网膜、内耳微血管的病变，主要临床表现为多发性脑病、视网膜分支动脉阻塞（branch retinal artery occlusion，BRAO）、感音性听力下降的三联征，易误诊为多发性硬化和脑炎等。

本病好发于青年女性，表现为急性及亚急性起病的多发、弥散神经症状，眼部分支动脉阻塞，听力下降。典型表现包括大脑 MRI 显示多发斑片状异常信号，眼底出现视网膜动脉闭塞，听力检查为中到低频单侧或双侧感音性耳聋。Susac 综合征很容易误诊，通过仔细询问病史及体格检查并结合辅助检查可在疾病早期阶段进行确诊。头颅 MRI、视网膜荧光血管造影及听力检查有助于诊断。

一、病例介绍

患者，女，32 岁，因"双眼视力下降伴步态不稳、认知障碍 2 个月"于 2018 年 12 月 25 日入院。

患者 2 个月前出现双眼视力下降，最佳矫正视力：右眼 FC/40 cm、左眼 0.15，眼前节（－），眼底检查示右眼颞下方视网膜苍白水肿。荧光素眼底血管造影 FFA 示右眼颞下支分支动脉阻塞，左眼动脉壁高荧光显影。光学相干断层扫描（OCT）示右眼颞下方内层视网膜水肿增厚。予以静脉滴注泼尼松龙 30 mg，1 次/日，维持 1 周，治疗期间患者自觉症状好转。停药后患者即出现步态不稳，病理征阳性，认知功能下降伴大小便障碍。患者既往体健，无高血压、糖尿病、癫痫病史，无感染性心内膜炎病史，无口服避孕药史，无反复流产史，否认家族性遗传病史。

眼科检查：最佳矫正视力右眼 0.1，左眼 0.15，眼前节（－），瞳孔对光反射正常，相对性传入性瞳孔障碍 RAPD（－），双眼视盘界清，右眼颞下支动脉闭塞，左眼颞上支动脉黄白相间的壁斑，颞下方视网膜可见棉绒斑（病例 5 图 1）。

神经系统查体：患者神清，精神一般，记忆力、计算力及定向力下降，病理征性反应迟钝，步态不稳，大小便障碍。

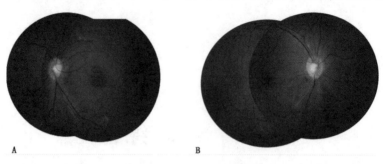

注:可见双眼视盘界清,右眼颞下支动脉闭塞,左眼颞上支动脉黄白相间的壁斑,颞下方视网膜可见棉绒斑

病例5 图1 患者眼科检查结果

实验室检查:双眼非接触眼压:右眼 16.1 mmHg,左眼 15.3 mmHg。OCT 示右眼颞下方视网膜包括神经纤维层在内的内五层结构明显变薄、萎缩,左眼(−)。FFA 示:早期右眼颞侧、左眼鼻侧周边多支小动脉节段性阻塞(病例5 图2)。患者血常规、肝肾功能正常。抗 AQP4 抗体(−)、MOG 抗体 IgG(−),其他感染性指标、病毒检测,自身抗体均无明显异常。脑脊液检查示白蛋白 1 150 mg/L,显著增高。

辅助检查:心脏及颈部血管多普勒超声未见斑块、赘生物及动脉狭窄。电测听示双耳中低频听力下降。MR 检查示双侧额顶叶、基底节区、侧脑室旁、胼胝体及小脑可见多发斑片状异常信号,以脑室旁分布为著,T_1WI 低 T_2WI,FLAIR 部分内部信号减低(病例5 图3)。

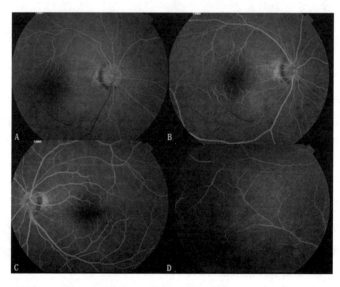

注:检查显示早期右眼颞下方动脉充盈延迟,部分远端分支见逆行充盈,右眼颞侧左眼鼻侧周边多支小动脉阻塞

病例5 图2 患者FFA检查结果

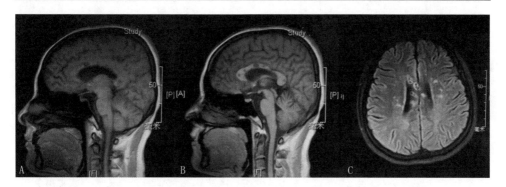

注：MR 检查显示双侧额顶叶、基底节区、侧脑室旁、胼胝体及小脑可见多发斑片状异常信号，以脑室旁及胼胝体分布为著，呈筛子状和雪球状改变，T_1WI 低 T_2WI，FLAIR 部分内部信号减低

病例 5 图 3　MR 检查结果

诊断及治疗：根据其眼部症状、中低频听力损失及脑病临床表现确诊为 Susac 综合征。给予甲强龙 500 mg，1 次/日，静脉滴注 1 周，之后激素逐渐减量，治疗后患者视力明显好转，双眼最佳矫正视力右眼 0.6，左眼 1.0，病情稳定后遗留部分认知功能障碍及听力损失。

二、病例分析

Susac 综合征是 1979 年由 Susac 等首次报道，1994 年被正式命名为一种独立的新疾病[1]。Susac 综合征发病原因不明，可能是免疫介导的血管内皮炎，多见于女性。病程通常但不总是呈单相、波动及自限性，一般持续 2~4 年，稳定后可遗留不同程度的认知功能、听力和视力障碍[2-4]。

2016 年欧洲 Susac 协会制定了其诊断标准[5]：新发的认知障碍或 MR 典型表现；多发性分支动脉阻塞；中低频感音性的听力下降。满足 3 条标准即可确诊，仅满足 2 条可诊断为疑似。国内对该病例的报道较少，其中部分为疑似[6-7]。本例患者完全符合 Susac 综合征的诊断标准，属于典型的三联征表现。

多发性节段性的 BRAO 是 Susac 综合征眼部的特征性表现，因此急性期 FFA 的检查对该疾病具有重要的诊断意义，但是随着病程的恢复，OCT 在疾病后期表现出的节段性内层视网膜的萎缩变薄，对其诊断起着同样重要的提示作用[8]。OCT 的特征性表现也从侧面佐证了视网膜的双重供血系统，由于脉络膜血管未受影响，因此后期视网膜的萎缩变薄也局限于内层视网膜，外层视网膜无明显变化。

Susac 综合征引起的微血管病变导致的脑病及新发的认知功能障碍是其特征性表现。该患者早期出现头晕头痛，随后出现步态不稳、病理征阳性等神经系统症状，与其双侧额顶叶、基底节区、胼胝体及小脑的多发缺血梗死相关，MR 表现为这些部位的多发斑片状异常信号。但是,该患者出现的大小便障碍,并不能用现有的脑部微血管病变来解释。

　　Susac 综合征的治疗目前尚无有效的方法,文献推荐给予免疫抑制和免疫调节治疗为主[9]。该患者拒绝使用免疫抑制剂或免疫调节剂治疗,仅给予激素治疗,患者视力有大幅提高,但遗留的认知功能障碍及听力损失依然未见好转。通过该病例的分享,以期提高对 Susac 综合征的认识,能够在早诊断的基础上早干预早治疗,以获得更好的预后。

(华东疗养院眼科:陈婷丽　王　静)

(复旦大学附属中山医院眼科:沈旻倩　袁源智)

参 考 文 献

[1] Vila N, Gram F, Blesa R, et al. Microangiopathy of the brain and retina (Susac's syndrome): Two patients with atypical features[J]. Neurology, 1995, 45(6): 1225-1226.

[2] Jarius S, Kieffner I, Dorr JM, et al. clinical, paraclinical and serological findings in Susac syndrome: an international multicenter study[J]. J Neuroinflamm, 2014, 11: 46-57.

[3] Grygiel-Gorniak B, Puszczewicz M, Czaplicka E, et al. Susac clinical insIght and strategies of therapy[J]. Eur Rev Med Pharmaco Sci, 2015, 19: 1729-1735

[4] Mcleod DS, Ying HS, Mcleod CA, et al. Retinal and optic nerve head pathology in Susac's syndrome[J]. Ophthalmology, 2010, 118(3): 548-552.

[5] Kleffner I, Dorr J, Ringelstein M, et al. Diagnostic criteria for Susac syndrome[J]. J Neurol Neurosurg Psychiatry, 2016, 87: 1287-1295.

[6] 张晓丹,周广喜,姚源蓉. 有颈髓损害和视网膜中央动脉闭塞的 Susac 综合征一例[J]. 中华神经科杂志, 2015, 48(9): 799-801.

[7] 田国红、王文吉、李振新. 平分秋色——以视网膜分支动脉阻塞为首发症状的 Susac 综合征 1 例[J]. 中国眼耳鼻喉科杂志, 2018, 18(6): 442-444.

[8] Ringelstein M, Albrecht P, Kleffner I, et al. Retinal pathology in Susac syndrome detected by spectral-domain optical coherence tomography[J]. Neurology, 2015, 85(7): 610-618.

[9] Vodopivec I, Prasad S. Treatment of Susac syndrome[J]. Current Treatment Options in Neurology, 2016, 18(1): 3.

病例 6 单纯大脑皮质静脉血栓

大脑静脉血栓形成(cerebral venous thrombosis，CVT)按部位分为颅内静脉窦血栓形成、大脑深静脉血栓形成和大脑皮质静脉血栓形成(cortical vein thrombosis，CoVT)。单纯大脑皮质静脉血栓(isolated cortical vein thrombosis，ICoVT)是指累及 1 条或多条脑皮层静脉血栓形成，不累及颅内静脉窦和脑深静脉[1]，临床上罕见，易漏诊、误诊。

一、病例介绍

患者，男，31 岁，因"右上肢无力 6 小时伴发作性四肢抽搐"入院。患者于 2019 年 10 月 8 日无明显诱因突然出现右上肢活动障碍，持重不稳，之后出现四肢抽搐，双上肢屈曲，双下肢伸直，双眼向上凝视，牙关紧闭，口吐白沫，呼之不应，小便失禁，持续数分钟后逐渐恢复，无恶心、呕吐，无发热，无视物成双，无耳鸣及听力下降，无吞咽困难，无大便失禁。急诊查头颅 CT 示：未见明显异常(病例 6 图 1)，就诊中再次出现抽搐 1 次，症状同前，收入我科。既往身体健康。

查体：体温 37 ℃，脉搏 80 次/min，呼吸 18 次/min，血压 119/72 mmHg。心肺腹检查未见明显异常，神清语利，查体合作，两侧瞳孔等大正圆，直径约 3.0 mm，两侧额纹对称，无变浅，闭目有力，两侧鼻唇沟对称，伸舌居中，示齿口角不偏，鼓腮无漏气，右上肢肌力Ⅳ级，左上肢及双下肢肌力Ⅴ级，肌张力正常，无不自主运动。双侧肱二、三头肌腱反射存在，膝、跟腱反射存在。双侧病理征阴性，深浅感觉检查及脑膜刺激征未见明显异常。

实验室检查：血白细胞 11.81×10^9/L，嗜中性粒细胞比率 80.50%，淋巴细胞比率 13.5%，同型半胱氨酸：23.2 μmol/L，纤溶三项：D-二聚体 1.10 mg/L，纤维蛋白原降解产物 6.41 μg/ml，尿便常规、心肌梗死三项、肝功能、肾功能、血脂、血糖、糖化血红蛋白、电解质、血凝四项、乙肝五项、丙肝抗体、HIV 抗体、梅毒抗体、肿瘤四项、甲状腺功能五项大致正常。

辅助检查：心电图、胸部 CT、腹部彩色超声、心脏彩色超声和颈部血管彩色超声未见明显异常。腰椎穿刺：压力 250 mmH$_2$O，脑脊液无色透明，白细胞 3×10^6/L，红细胞 10×10^6/L，潘迪实验(＋)，蛋白 1.37 g/L，氯 119.1 mmol/L，葡萄糖 3.65 mmol/L，抗酸杆菌阴性，墨汁染色阴性，细菌未找到。10 月 10 日头颅 CT 示：左侧顶叶散在出血灶伴周围水肿(病例6图2)。10月12日头颅MR示:左侧顶叶出血性梗死,增强扫描示病灶散在不均匀强化,MRA未见明显异常,MRV示左侧横窦及乙状窦纤细,左侧浅静脉较右侧减少且迂曲紊乱(病例6图3、病例6图4)。

诊断及治疗:①大脑皮质静脉血栓形成(单纯型);②继发性癫痫;③高同型半胱氨酸血症。给予低分子肝素抗凝、脱水降颅压、抗癫痫、改善循环及叶酸、维生素B族等治疗,入院后无抽搐发作,右上肢无力症状逐渐好转出院,口服华法林继续治疗,监测国际标准化比值(INR)维持在2~3调整华法林用量,随访3个月,患者痊愈。

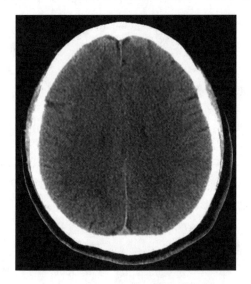

病例6图1 头颅CT示未见明显异常

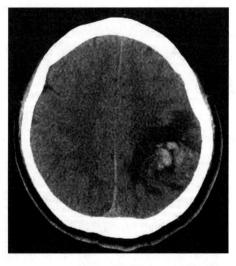

病例6图2 头颅CT示左侧顶叶散在出血灶伴周围水肿

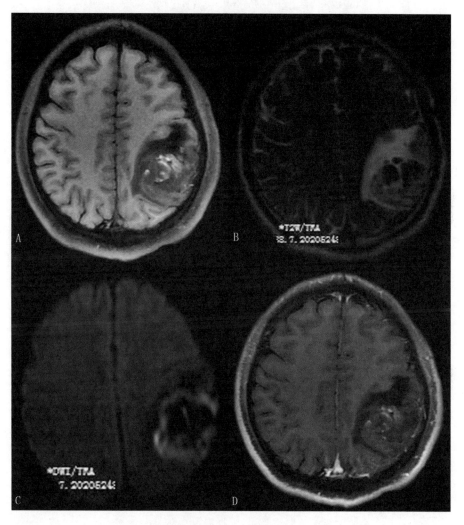

注：A、B. 头颅 MRI 平扫示左侧顶叶片状长 T_1、长 T_2 信号，内有异常信号影；C. DWI 示病变边缘呈环形高信号，内部呈低信号；D. 增强示病灶散在不均匀强化

病例 6 图 3　患者头颅 MR 表现

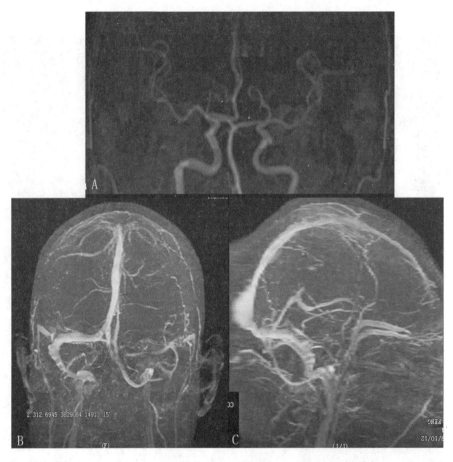

注：MRA 示未见明显异常；MRV 示左侧横窦及乙状窦纤细，左侧浅静脉较右侧减少且迂曲紊乱

病例 6 图 4　患者头颅 MRA 表现

二、病例分析

CVT 是脑血管病少见类型，约占不到 1%[2]，而 CoVT 仅占 CVT 的 17%[3]，ICoVT 更加少见，因病因多样、临床表现复杂及缺乏特异性等，临床诊断困难。

大脑皮质及其邻近髓质的静脉血由浅静脉引流，按部位分为大脑背外侧面浅静脉、内侧面浅静脉和底面浅静脉，最后都汇入上、下矢状窦、海绵窦和横窦。其中最主要的是大脑背外侧面浅静脉，包括大脑上、中、下静脉 3 组，大脑外侧裂以上为大脑上静脉，收集额、顶、枕部静脉血，注入上矢状窦；大脑外侧裂以下为大脑下静脉，收集颞叶外侧面、颞底、枕底及枕内侧静脉血，注入横窦；在大脑外侧裂内部为大脑中静脉，收集岛盖和岛叶静脉血，注入蝶顶窦和海绵窦，3 组静脉之间存在广泛吻合，最主要吻合静脉是 Trolard 静脉和 Labbe 静脉[4]。

脑静脉的管壁菲薄，没有肌纤维，缺乏弹性，无收缩力，且无瓣膜，当出现血液高凝状态、静脉血流异常和静脉壁炎性反应的疾病，易引起血栓形成。病因可分为全身因素，如抗凝血酶Ⅲ缺乏、蛋白 C 和蛋白 S 缺乏症、抗心磷脂抗体阳性、高同型半胱氨酸血症、血液疾病（真性红细胞增多症、贫血、白血病等）、系统性疾病（甲状腺疾病、系统性红斑狼疮、白塞病等）、药物（口服避孕药、抗肿瘤药、雄激素、免疫球蛋白等）、妊娠和产褥期等；局部因素，如颅内感染、低颅压、脑外伤、颅内肿瘤压迫等；还有部分原因未明[5]。

ICoVT 临床症状出现的原因是静脉阻塞后引起局部脑组织损害，同时静脉阻塞后脑脊液回流障碍，引起颅内高压，导致出现脑梗死、脑出血、脑水肿及蛛网膜下腔出血，临床表现为头痛、癫痫、局部神经功能缺损以及精神异常、意识障碍等，这些表现可单独存在，也可多个并存[6]。解剖上因皮质静脉的数量、大小及位置变化极大，加上吻合静脉支复杂，当出现病变时，对应的脑组织神经功能特性不尽相同，导致临床表现多样，定位诊断困难，误诊率极高[3]。ICoVT 多发生于大脑上静脉引流区域，常能引起严重临床症状[7]，考虑可能有以下几个因素：首先，大脑上静脉与上矢状窦间是以锐角形式存在，导致回流受限；其次，引流量大，压力低，当有效侧支引流形成不及时，易引起血液高凝状态；最后，左侧横窦、乙状窦先天性发育细小也能影响静脉回流。

目前临床诊断 ICoVT 主要依靠临床表现、头颅影像学和实验室检查，必要时予以脑组织病理学诊断。本例患者以偏瘫和癫痫起病，头颅核磁示顶叶出血性脑梗死，对应区域 MRV 异常，实验室检查有高同型半胱氨酸血症易栓因素[8]，脑脊液为颅内高压，D-二聚体和纤维蛋白原降解产物升高提示血液高凝状态，ICoVT 诊断明确。目前 ICoVT 治疗包括病因治疗、对症治疗和抗凝治疗，强调在纠正相关风险因素下及早给予抗凝治疗，甚至在伴有颅内出血和颅高压情况下，若无绝对禁忌证也需应用抗凝治疗[9]。对于初次发作或轻度遗传性血栓形成的患者认为抗凝治疗需至少维持 6 个月，对于存在多种危险因素的患者，抗凝时间更长，必要时终身服用抗凝药物。

总之，ICoVT 发病率低，临床表现复杂多样，提高对该病的认识，及早诊断、及时治疗能够降低患者致残率甚至致死率。

（陆军第 82 集团军医院神经内科：贾沛哲　王敬华　王欣　臧立会　刘建辉）

参 考 文 献

[1] Singh R, Cope WP, Zhou Z, et al. Isolated cortical vein thrombosis: cases series[J]. J Neurosurg, 2015, 123(2): 427-433.

[2] Bousser MG, Ferro JM. Cerebral venous thrombosis: an update[J]. Lancet Neurol, 2007, 6: 162-170.

［3］ Jones BV. Case 62：lobar hemorrhage from thrombosis of the vein labbe［J］. Radiol,2003,228(3):693-696.

［4］ 芮德源，陈立杰. 临床神经解剖学［M］. 北京：人民卫生出版社，2007：627-629.

［5］ Saposnik G，Barinagarrementeria F，Brown RD Jr，et al. Diagnosis and management of cerebral venous thrombosis a statement for healthcare professionals from the american heart association/american stroke association［J］. Stroke，2011，42(4)：1158-1192.

［6］ Coutinho JM，Gerritsma JJ，Zuurbier SM，et al. Isolated cortical vein thrombosis：systematic review of case reports and case series［J］. Stroke，2014，45(6)：1836-1838.

［7］ Kitamura Y，Hara K，Tsunematsu K. Isolated superficial sylvian vein thrombosis with long cord sign：case report and review of the literature［J］. Neurol Med Chir(Tokyo)，2014，54(3)：253-259.

［8］ Dentail F，Crowther M，Ageno W. Thrombophilic abnormalities，oral contraceptives，and risk of cerebral vein thrombosis：a meta-analysis［J］. Blood，2006，107(7)：2766-2773.

［9］ Einhaupl K，Stam J，Bousser MG，et al. EFNS guideline on the treatment of cerebral venous and sinus thrombosis in adult patients［J］. Eur J Neurol，2010，17(10)：1229-1235.

病例 7　咳嗽性晕厥

咳嗽性晕厥综合征(cough syncope syndrome, CSS)是因连续剧烈咳嗽诱发的一过性意识丧失,能自行恢复而不留任何后遗症的一类综合征,是神经介导性晕厥的一种,也就是反射性晕厥[1]。

一、病例介绍

患者,男,70 岁。患者 10 天前受凉后出现咳嗽、咯少量白黏痰,无畏寒、发热,无胸闷、胸痛、气急,予抗感染(头孢克肟)治疗,治疗期间多次咳嗽剧烈时出现一过性意识障碍,无抽搐、口吐白沫、四肢麻木、大小便失禁,持续 1~2 分钟后自行缓解。遂于 2019 年 4 月 14 日收住我科。既往健康状况尚可,无烟酒嗜好,无打鼾,夜间睡眠呼吸骤停。

入院查体:体温 36.3 ℃,脉搏 76 次/min,呼吸 18 次/min,血压 169/71 mmHg(入院多次监测血压正常),身高 162 cm,体质量 58 kg,BMI 22.10 kg/m²。神志清,精神尚可,心肺腹查体阴性,神经系统查体阴性。

实验室检查及辅助检查:血尿便常规、凝血分析、肝肾功能、电解质、血脂分析、心肌梗死指标、CEA、AFP、TPSA、CA125、CA199 未见异常,细胞角蛋白 19 片段 8 μg/ml。糖化血红蛋白 6.9%[入院后监测 4 点(05、11、17、23)血糖正常]。B 型超声提示脂肪肝、前列腺增生。4 月 14 日胸部 CT 提示两肺未见明显异常。4 月 15 日心脏超声提示:二尖瓣后叶瓣环钙化、主动脉瓣钙化。4 月 17 日头颅平扫 MR:双侧额顶叶皮质下、基底节区、放射冠区、半卵圆中心腔隙性脑缺血梗死灶;老年脑改变;左侧乳突炎。24 小时动态心电图提示:窦性心律,心律变异性减退;偶发房性早搏。脑电图及脑地形图未见异常。48 小时动态心电图提示:窦性心律,心率变异性减退;偶发房性早搏,偶成对及短阵房速;偶发室性早搏。4 月 21 日脑电图及脑地形图未见明显异常。4 月 23 日心脏冠状动脉 CTA:冠脉粥样硬化(RCA 近段见钙化斑块及非钙化斑块,管腔最狭窄率约 25%);心包影稍增厚;附见右肾囊肿。4 月 25 日颈椎(髓)平扫 1.5T:颈椎退行性变,$C_{4\sim5}$、$C_{5\sim6}$、$C_{6\sim7}$ 椎间盘突出。

诊断及治疗:患者诊断为急性支气管炎、咳嗽晕厥综合征、脑动脉供血不足、腔隙性脑梗死、颈椎病、冠状动脉粥样硬化、前列腺增生、脂肪肝。入院后予头孢尼西抗感染，氨溴索化痰，苏黄止咳胶囊及复方甲氧那明(阿斯美)止咳，阿司匹林抗血小板聚集，血栓通、长春西汀改善脑循环，尼莫地平扩张脑血管等治疗，对症支持，加强护理。住院期间咳剧时曾多次晕厥发作(持续时间不一，短至数秒，长至1～2 min)，晕厥时心电监护提示生命体征正常。随着感染症状逐步控制，咳嗽频次减少、程度减轻，患者发生晕厥频次减少。后患者自觉症状明显好转，要求出院。随访6个月，患者未在发生晕厥，但咳嗽剧烈时仍感头昏、头痛。

二、病例分析

晕厥是一类突发的、可逆的短暂性意识丧失的临床综合征，其机制是由于一时性广泛性脑供血不足所致的短暂意识丧失状态，发作时患者因肌张力消失不能保持正常姿势而倒地，具有起病迅速、持续时间短、可自行完全恢复的特点[2]。临床上通常将晕厥分为心源性晕厥、脑源性晕厥、反射性晕厥及其他晕厥。咳嗽性晕厥的常见原因是慢性肺部疾病、睡眠呼吸暂停综合征、肺癌等原因[3-6]，但其病因复杂，常有多种病因，需与心脑血管病、神经内分泌系统等疾病所致的晕厥相鉴别。其特点：①常发生在剧烈咳嗽后；②意识丧失的时间短，多数10～30 s；③长有反复发作的病史；④多数患者有肺部或其他部位的原发病存在。目前关于咳嗽性晕厥综合征的发生机制尚未明确，目前主要有3种学说：①脑循环障碍学说：咳嗽时胸腔内压力升高，静脉回流受阻，心室舒张末容积减少，静脉血回流受阻，心输出量较少，血压下降，脑部灌注不足从而引起晕厥；②脑震荡学说：咳嗽时脑脊液压力迅速升高从而对大脑产生一种震荡样刺激引起晕厥。咳嗽剧烈时胸腔内压可导致晕厥的压力为(150～300 mmHg)；③反射学说：神经反射机制介导的动脉压力感受器会导致外周血管扩张，引起晕厥。治疗主要以治疗原发疾病为主。

该患者为老年男性，体型正常(BMI 22.10 kg/m^2)，该患者晕厥是由于每次剧烈咳嗽所诱发，持续时间短，能自行恢复，无后遗症，随着呼吸道症状的控制，晕厥次数减少，其符合咳嗽晕厥综合征的疾病特点，但咳嗽时仍感头痛头晕明显，该患者无慢性肺部疾病，此次咳嗽为急性感染引起。诊断时需与其他疾病相鉴别诊断。结合心脏超声、动态心电图结果，可排除心源性晕厥可能。脑电图及脑地形图可排除癫痫可能。该患者合并冠状动脉粥样硬化、脑血管疾病(多发性腔隙性脑梗死、脑动脉供血不足)、颈椎病等多种可诱发晕厥的高危因素，它们之间相互关联又相关影响。此外该患者一旦咳嗽，程度相当剧烈，不能排除心理因素所致。

咳嗽性晕厥的预后良好，积极宣教，加强自身保护，避免和减少咳嗽性晕厥的发生，需要及时找到原发病并进行有针对性的治疗。

（江苏省泰兴市人民医院老年医学科：殷　祎）

参 考 文 献

[1] 刘文玲，张海澄，浦介麟，等．晕厥诊断与治疗中国专家共识(2018)[J]．中国实用内科杂志，2019，39(11)：949-955.

[2] 陈文彬，潘祥林，康熙雄，等．诊断学[M]．7 版．北京：人民卫生出版社，2008.

[3] 周荣．以咳嗽性晕厥综合征为首发症状的肺癌临床分析[J]．中国社区医师，2009，11(6)：86-86.

[4] 侯慧玲，聂秀红．咳嗽性晕厥的危险因素及治疗策略的探讨[J]．临床肺科杂志，2009，14(2)：175-176.

[5] 阎琦，杜宇，陈晔．咳嗽晕厥综合征临床分析[J]．河北医药，2012，34(7)：1054-1054.

[6] 袁巨平，张青竹，李淑云．咳嗽—晕厥综合征 10 例临床分析[J]．临床肺科杂志，2007，12(7)：738-739.

病例 8   急性外源性脂质性肺炎

外源性脂质性肺炎是由于吸入或误吸脂类物质(动物脂肪、植物油或矿物油)引起的肺部急慢性炎性反应[1-2]，可引起局部纤维化或形成肉芽肿，成年患者常见于使用油性通便药物治疗便秘或者油性滴鼻液治疗鼻炎者。外源性脂质性肺炎的临床表现各异，取决于吸入脂类的速度和量，长期慢性吸入者多表现为慢性、进行性、无症状的肺部炎性反应，临床表现较轻，以慢性咳嗽为主；急性大量吸入者，则可引起急性肺部炎性反应，多伴有发热、胸痛、呼吸困难，可影响气体交换甚至导致呼吸衰竭。因本病症状、体征、影像学缺乏特异性，容易误诊。

一、病例介绍

患者，女，74 岁，既往有脑垂体囊肿引流术后、化脓性脑膜炎后遗症、2 型糖尿病、颈椎病病史。主因"停止排便，排气减少伴腹胀 6 天"入院。腹部平片提示肠道积气、积粪，下腹部气液平，考虑不全肠梗阻。腹部 CT 提示：胆囊增大，胆囊结石，胆总管轻度扩张，肠道积气扩张，结肠为著。两下肺纹理增多紊乱。急诊给予禁食、轻质液状石蜡口服、甘油灌肠剂灌肠通便等治疗措施后，于 2018 年 7 月 21 日收入我院消化科病房。

入院查体：体温 36.2 ℃，脉搏 84 次/min，呼吸 16 次/min，血压 130/80 mmHg。神志清楚，营养中等，被动半卧位，言语含糊，心肺未查及异常，腹部膨隆，腹软，无压痛、反跳痛，莫菲征阴性，肠鸣音活跃，7 ~ 8 次/min。入院后急诊急查血常规：白细胞 8.1 × 10^9/L，中性粒细胞百分比 76.2%；C 反应蛋白 8.3 mg/L；BNP 29.3 pg/ml；凝血系列中血浆纤维蛋白原 476 mg/dl，余项正常。继续给予禁食、口服轻质液状石蜡、甘油灌肠剂通便、肠外营养。入院次日患者出现发热、喘憋、谵妄，体温 38.5 ℃，呼吸频率23 次/min。化验血常规：白细胞 17.4 ×10^9/L，中性粒细胞百分比 90.3%，急性 C 反应蛋白 16.1 mg/L，考虑不除外肠道菌群移位，给予盐酸莫西沙星(拜复乐)联合奥硝唑抗感染。7 月 23 日行胸部 CT 提示：两肺上叶后段、下叶多发片状磨玻璃影及实变影，呈重力性分布，考虑吸入性肺炎可能性大(病例 8 图 1)。当日下午转入干部病房继续治疗。

查体：呼吸频率 25 次/min，不吸氧时经皮血氧饱和度86% ~88%，两下肺可闻及湿啰音。改为清流饮食，吸氧，舒普深联合拜复乐抗感染，化验降钙素原0.16 ng/ml，血气分析提示Ⅰ型呼吸衰竭：氧分压58 mmHg，二氧化碳分压31 mmHg。行流感病毒、呼吸道合胞病毒、腺病毒、EB病毒相关化验除外病毒感染。观察发现患者存在进食饮水呛咳，结合患者两肺多发病变与常见细菌及病毒性肺炎影像学特点不一致，迅速出现呼吸衰竭，但全身中毒症状不明显，诊断考虑为口服轻质液状石蜡误吸至肺部导致外源性脂质性肺炎。因患者基础病较多，家属不同意进行气管镜下肺泡灌洗。继续抗感染，同时于7月25日加用甲泼尼龙40 mg静脉滴注，1周后减量至20 mg口服，之后缓慢减量至停用。经上述治疗，患者体温降至正常，喘憋症状消失，血氧饱和度缓慢上升至90%～93%，病情好转出院。1年后复查胸部CT，两肺病变较前无明显吸收（病例8图2），血氧饱和度上升至95%以上。

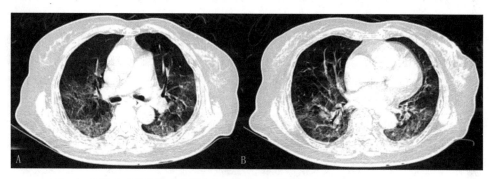

注：A. 两肺上叶片状磨玻璃影及实变影；B. 两肺下叶多发片状磨玻璃影及实变影

病例8图1　患者住院期间胸部CT表现

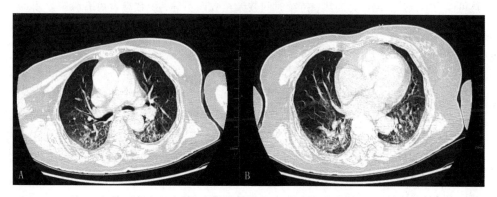

注：A. 1年后复查上叶病变无明显吸收；B. 1年后复查下叶病变吸收不明显

病例8图2　患者1年后复查胸部CT表现

二、病例分析

外源性脂质性肺炎为吸入性肺炎的一种类型，是机体对吸入的脂类物质在肺内的异常沉积所发生的急慢性炎性反应[3]。其病因包括:①鼻咽部解剖缺陷或神经肌肉无力引起的误吸;②长期使用油性滴鼻剂和口服油性通便剂引起的误吸[4];③职业性暴露,如汽油工人、石油工人、机车修理等操作不规范或意外事故导致的误吸[5]。高龄卧床、存在胃食管反流、吞咽功能障碍、痴呆、意识障碍等可能为其危险因素[6]。加强职业防护及减少医源性因素误吸,可减少本病的发生。

矿物油(机油、柴油、汽油等)及其他脂类物质吸入至肺部后,可以破坏支气管黏膜纤毛清除能力,抑制支气管纤毛摆动,并对肺泡产生刺激,破坏肺表面活性物质[7]。沉积在肺泡内的脂质物质,被巨噬细胞吞噬,导致肺部血管通透性增高、充血、水肿、出血坏死,从而对肺组织造成化学性损伤及生物性损伤,使肺泡结构破坏,肺组织萎陷[8],影响气体交换,导致气体/血流比例失调,严重者可导致呼吸衰竭,且容易合并细菌感染。

外源性脂质肺炎特征性病理改变为:肺泡腔内充满大量泡沫状组织细胞(含脂质的巨噬细胞);还可见类脂堆积、炎性细胞浸润和不同程度的纤维化及肺组织结构破坏;肺泡内脂质与肺泡壁融合,被纤维组织包裹,形成结节或肿块,与肿瘤相似,则称为"石蜡瘤"[9]。

外源性脂质性肺炎分为慢性和急性,临床表现取决于吸入脂类物质的类型、用量和频次。慢性外源性脂质性肺炎是在较长时间内反复吸入脂质物引起,如长期应用油性滴鼻剂、口服油性通便剂等,吸入量通常较少,通常起病隐匿,多数无发热,仅表现为轻微咳嗽、咯痰、咯血、体重下降等非特异性症状。急性外源性脂质性肺炎常见误吸物为含烃化合物,常为汽油、柴油等,吸入量较大,常有咳嗽、胸痛、呼吸困难、发热等,发热可以为中低热,也可为高热,持续时间数天至数周不等,少数患者可有胸膜渗出、咯血,病情迁延者可出现肺脓肿、脓胸、支气管胸膜[9]。阳性体征包括:病变部位的肺部呼吸音减弱,叩诊呈浊音,听诊有干湿啰音。

慢性外源性脂质性肺炎,通常化验血象多无异常[10],而急性外源性脂质性肺炎常有白细胞计数、中性粒细胞比例、C反应蛋白升高[11],与细菌性肺炎相似。支气管肺泡灌洗液:表面漂浮油性物质,镜下见脂肪球,油红O染色,可显示饱含脂质的巨噬细胞(泡沫细胞)[12]。

外源性脂质性肺炎多为双肺分布,以右上叶后段、右中叶及双下叶为主,CT检查多表现为双下肺沿支气管血管束分布的斑片状磨玻璃影和实变影,也可表现为孤立结节、肿块影,与肿瘤难以鉴别。相对特异性影像学征象为实变、结节、肿块区域内病变出现脂肪密度影(CT值为-30～-150 HU),CT血管成像征、碎石路征,对诊断有一定提示意义[13]。

当患者有明确吸入史或有误吸风险的人群服用油脂类液体后,出现发热、咳嗽、咯痰、呼吸困难症状,肺部病变较重而无全身系统性中毒症状,抗生素治疗无效时,应考虑到外源性脂质性肺炎[14-15]，可行支气管镜下肺泡灌洗，明确灌洗液中有无泡沫细胞及油脂。但儿童、昏迷及医源性者(如使用石蜡油)，或起病隐匿且病史难以回顾者，尤其继发细菌感染时，难以做出诊断，通常需要经支气管镜肺活检或手术活检才可能确诊。本例患者有明确的石蜡油误吸病史，影像学检查提示双肺磨玻璃样改变，长期随访病变不吸收，外源性脂质性肺炎诊断明确。

脂质性肺炎的治疗尚未得到充分研究，已发表的文献仅包含病例报道[16]，避免外源性脂质物质的持续吸入是预防该病的关键。支气管肺泡灌洗治疗可有效清除积存在肺泡内的脂质物质，减轻对局部的炎性反应刺激，是急性吸入性脂质性肺炎的治疗手段之一，支气管肺泡灌洗液的检查也可进一步指导临床诊治。有研究表明，通过分段支气管肺泡灌洗治疗，使患者肺部的影像学表现得到有效的改善，应积极进行，越早进行效果及预后越好[17-18]。全身应用糖皮质激素对于减轻炎性反应、减轻组织水肿、改善氧合有一定效果，但激素应用的剂量及疗程尚无定论。抗生素对本病无效，合并感染时可以应用[18]。对一些高度怀疑肿瘤、反复感染、合并肺脓肿、局部肺功能损毁严重且长期内科治疗不佳者，可行局部肺叶切除术[10, 14, 18]。本例患者治疗成功的关键是及时明确诊断并停止口服轻质液状石蜡，糖皮质激素的应用起到了一定效果，吸氧、营养支持等治疗措施保护了重要脏器的功能，帮助患者度过了急性期。

综上所述，外源性类脂质性肺炎临床少见，临床表现及辅助检查缺乏特异性，一方面应加强对此类疾病的预防，减少职业暴露及医源性因素导致的误吸；另一方面提高本病的警惕性，提高临床观察和问诊技巧，做到早识别、早诊断、早治疗。

(解放军 305 医院干部病房：王光辉 霍文静 方玮 马建新 张蓉 刘丽丽 崔莲)

参 考 文 献

[1] Hadda V, Khilnani GC. Lipoid pneumonia：An overview[J]. Expert Review of Respiratory Medicine, 2010, 4(6)：799-807.

[2] Marchiori E, Zanetti G, Mano CM, et al. Exogenous lipoid pneumonia. Clinical and radiological manifestations[J]. Respir Med, 2011, 105(5)：0-666.

[3] Lorenzo PG, Vernetta AT, Salvà LS, et al. Exogenous lipoid pneumonia[J]. Anales De Pediatría, 2008, 68(5)：496-498.

[4] 刘凯跃,姚志刚.外源性脂质性肺炎 1 例并文献复习[J].临床合理用药杂志,2016,9(4):161-162.

[5] 涂容芳，张秀峰，何振华，等．汽油吸入致外源性类脂性肺炎 1 例报告并文献复习[J]．临床肺科杂志, 2015, 20(3)：471-474.

[6] Janz DR, O'Neal HR, Ely EW. Acute eosinophilic pneumonia：a case report and review of the literature

[J]. Crit Care Med, 2009, 37(4): 1470-1474.

[7] Mian M, Gaidano G, Couconi A, et al. High response rate and improvement of long-term survival with combined treatment modalities in patients with poor-risk primary thyroid diffuse large B-cell lymphoma: an international extranodal lymphoma study group and intergruppo italiano linfomi study[J]. Leuk Lymphoma, 2011, 52(5): 823-832.

[8] Derringer GA, Thompson LDR, Frommelt RA, et al. Malignant lymphoma of the thyroid gland: A clinico-pathologic study of 108 cases[J]. Am J Surg Pathol, 2000, 24(5): 623-639.

[9] Betancourt SL, Martinez-Jimenez S, Rossi SE, et al. Lipoid pneumonia: spectrum of clinical and radiologic manifestations[J]. Am J Roentgenol, 2010, 194(1): 103-109.

[10] 王玉霞, 方芳, 郭岩斐, 等. 经病理确诊的外源性脂质性肺炎 12 例分析[J]. 中华结核和呼吸杂志, 2017, 40(6): 445-449.

[11] 吴小静, 李敏, 詹庆元. 以高热为表现的外源性脂质性肺炎 1 例[J]. 北京大学学报: 医学版, 2018, 50(5): 921-923.

[12] Yi MS, Kim KI, Jeong YJ, et al. CT Findings in hydrocarbon pneumonitis after diesel fuel siphonage[J]. Am J Roentgenol, 2009, 193(4): 1118-1121.

[13] 张旻, 陈起航. 成年人外源性脂质性肺炎的 CT 诊断[C]. 大连: 中华医学会呼吸病学年会——2013 第十四次全国呼吸病学学术会议, 2013.

[14] Zanetti G, Marchiori E, Gasparetto TD, et al. Lipoid pneumonia in children following aspiration of mineral oil used in the treatment of constipation: high-resolution CT findings in 17 patients[J]. Pediatric Radiology, 2007, 37(11): 1135-1139.

[15] 黄虎翔, 王昌锋, 周帆. 脂质性肺炎 8 例临床观察及文献复习[J]. 临床肺科杂志, 2017, 22(3): 403-406.

[16] Lococo F, Cesario A, Porziella V, et al. Idiopathic lipoid pneumonia successfully treated with predniso-lone[J]. Heart & Lung the Journal of Acute & Critical Care, 2012, 41(2): 184-187.

[17] Aibar Arregui MA, Laborda EK, Conget López F. Lipoid pneumonia related to an accidental aspiration of gas-oil[J]. An Med Interna, 2007, 24(4): 187-189.

[18] Nakashima S, Ishimatsu Y, Hara S, et al. Exogenous lipoid pneumonia successfully treated with broncho-scopic segmental lavage therapy[J]. Respiratory Care, 2015, 60(1): e1-e5.

病例 9　母细胞性浆细胞样树突细胞肿瘤

母细胞性浆细胞样树突细胞肿瘤(blastic plasmacytoid dendritic cell neoplasm, BPD-CN)是一种罕见的高度侵袭性造血系统恶性肿瘤,于 1994 年由 Adachi 等[1]首先报道,后借助免疫组化等实验技术,对其细胞来源研究探索,2008 年 WHO 造血和淋巴组织肿瘤分类根据其细胞来源于浆细胞样树突细胞(plasmacytoid dendritic cell, pDC)前体细胞及其形态学特征将该病命名为 BPDCN[2],并归类于急性髓系白血病和相关前体肿瘤中。2016 年 WHO 将其作为一个独立类型划归为急性髓系白血病[3]。该病发病率低,相关报道较少。

一、病例介绍

患者,男,62 岁。2019 年 1 月因左侧脸颊部红色结节,高于皮面,直径约 3cm,无破溃、流脓,就诊我院皮肤科。完善活检提示:圆形细胞肿瘤,后将病理标本送至北京大学第三医院会诊。诊断后 8 个月患者未接受规律治疗。2019 年 9 月因左上腹部不适,完善腹部超声提示:脾大(厚约 59 mm,长约 162 mm),收入我科进一步检查。既往曾有脑出血病史 5 年,留置脑脊液腹腔分流管,否认高血压、糖尿病、心脏病病史,无家族史。

入院查体:体温 38.7 ℃,一般状况尚可,左侧脸颊大面积红色突起肿物(病例 9 图1),部分破溃后结痂,皮温稍高,伴有压痛、瘙痒,余皮肤黏膜无结节、苍白及黄染,全身浅表淋巴结未触及肿大,心肺无异征,左上腹部压痛,无反跳痛,脾肋下 4 cm,肝脏肋下未及,双下肢无水肿。

实验室检查:(2 月 26 日)血常规示:白细胞 6.89×10^9/L,血红蛋白 184 g/L,血小板 227×10^9/L。(2 月 22 日)皮肤组织病理检查(病例 9 图2):表皮未见显著病变,真皮全层致密肿瘤细胞增生浸润,细胞体积大,胞质少,核大类圆,分裂象宜见。免疫组化:CD2(−)、CD3(−)、CD4(+)、CD5(−)、CD7(少数 +)、CD8(−)、CD43(+)、CgA(−)、AE1/AE3(−)、CK20(−)、HMB45(−)、Ki67(70% +)、MPO(−)、Pax5(−)、S-100(−)、Syn(−)、TTF-1(1)、Vimentin(+)、CD56(−)、CD123(+)、CD34(−)、CD117(−)、CD14(−)、CD33(−)、TdT(+)、BCL-2(+)。(3 月 20 日)腹部 CT 示肝

脾不大。(9月16日)血常规：白细胞 $93.6 \times 10^9/L$，单核细胞 $11.06 \times 10^9/L$，血红蛋白 121 g/L，血小板 $81 \times 10^9/L$；外周血细胞涂片示：外周血可见大量原始幼稚细胞(形态倾向原始幼稚单核细胞)；AST 50 U/L，ALT 6 U/L，Cr 87 μmol/L，β_2-MG 4.48 μg/ml，IgA、IgG、IgM、尿常规、凝血功能未见明显异常。(9月16日)腹部超声示：脾大(厚约 59 mm，长约 162 mm)，肝脏外形正常大小。

诊断及治疗：母细胞性浆细胞样树突细胞肿瘤(累积皮肤、骨髓、脾脏)。因患者拒绝骨髓穿刺，依据外周血细胞涂片，考虑后期已经转为急性髓系白血病。患者拒绝治疗，于2019年9月17日放弃治疗出院。1周后电话随访患者已死亡。

二、病例分析

BPDCN 是罕见的恶性髓系造血系统肿瘤，各年龄段均可发病，但多在60岁以上，男女比例约 3∶1[4]，呈高度侵袭性，中位生存时间为 8~14 个月，预后不良。疾病主要首发表现为皮肤病变，亦可累及淋巴结、脾脏、肝脏、骨髓甚至中枢神经系统等部位[5]，意大利一项对43例 BPDCN 患者进行的多中心回顾性研究发现，77%的患者并发皮肤受累，56%的患者患有淋巴结肿大，44%的患者患有脾大，42%的患者患有肝大，21%的患者有其他部位疾病，包括9%的中枢神经系统疾病[6]，很少单独累及骨髓而无皮肤病变[7]。BPDCN 的发病机制尚不明确，未发现与任何病毒有关联包括 EB 病毒[8]。通过免疫组化或者流式细胞术可协助鉴别本病，BPDCN 阳性标记包括 CD4、CD56、CD123、TCL1 和 BDCA-2/CD303[9]，本例患者 CD4(+)、CD123(+)、CD56(−)，无 T、B 细胞阳性标记，在极少数情况下 BPDCN 可能缺乏 CD56 和/或 CD4[8]。少数该类患者可同时表达白血病抗原标记[10]，BPDCN 也可转化为 AML[6]。本病的核型异常主要包括遗传物质的丢失和某些靶向染色体的改变(15q、5q、13q、6q 和 12p)，在28%的患者中发现 5q31 处 NR3C1 基因座的单等位基因缺失，并且与不良预后相关[11]。常见突变的基因包括 TET2(最常见)、NPM1、ASXL1、NRAS、IDH2、APC、ATM、ZRSR2、SRSF2、SF3B1、U2AF1、SF3A2、SF3B4、TP53、GNB1、ETV6、DNMT3A、RUNX1H、CRIPAK、PAX3 和 SSC5D[12-14]，本例患者未做基因检测。

对本病的治疗暂无共识或者指南，有文献报道[8]，可采用 AML、ALL 的方案或 CHOP 方案化疗，急性白血病的强化治疗方案可能会提高完全缓解率[15]，而同种异体骨髓移植对延长生存期帮助更大[16]。Reimer[17]等于2003年治疗93例 BPDCN 患者发现，与 CHOP 及类似 CHOP 的方案相比，采用急性白血病方案化疗后序贯进行 HSCT 具有更好的持续完全缓解率和总生存期。而对于儿童患者因有相对较好的预后，通常不建议骨髓移植除非疾病复发[8]。如果患者有中枢神经系统症状，可采用宜透过血脑屏障的化疗药物或结合腰椎穿刺鞘内注射药物。本例患者 BCL-2(+)，可尝试 BCL-2 抑制剂 veneto-clax 治疗，但由于患者拒绝治疗故暂无相关治疗效果的数据。

BPDCN 的诊断由于其罕见而经常被延误，并且通常仅有皮肤表现又与其他良性或恶性疾病重叠有免疫表型时诊断更难。通过总结本例患者的资料及查阅相关文献,望在以后的诊疗过程中会有所帮助,当年龄较大的患者表现出持续的皮肤损伤,且对传统的皮肤病治疗方法无效时,无论是否存在皮肤外特征(如淋巴结肿大、脾大和血细胞减少症)时,都应该怀疑BPDCN。皮肤病变需要进行活组织检查以进行组织学和免疫表型评估,以便将BPDCN与其他一系列皮肤受累的疾病相鉴别。本病生存期短,预后不良,故确诊后建议尽快治疗。目前对该病的认识及有效治疗方案尚待进一步研究。

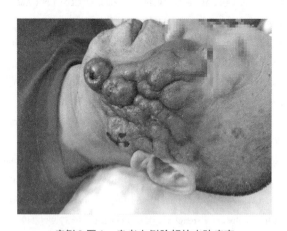

病例9 图1　患者左侧脸颊的皮肤病变

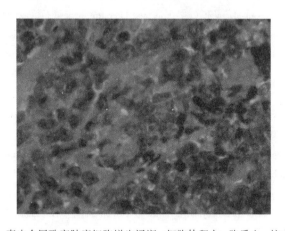

注:表皮未见著变,真皮全层致密肿瘤细胞增生浸润,细胞体积大,胞质少,核大类圆,分裂象宜见

病例9 图2　患者皮肤组织病理检查结果

(鄂尔多斯市中心医院血液科:李金花)

参 考 文 献

[1] Adachi M, Maeda K, Takekawa M, et al. High expression of CD56 (N-CAM) in patient with cutaneous CD4-positive lymphoma[J]. Am J Hematol, 1994, 47(4): 278-282.

[2] Swerdlow SH, Campo E, Harris NL, et al. WHO classification of tumours of heamatopoietics and lymphoid tissues[M]. 4th ed. Lyon: IARC, 2008: 145-155.

[3] Arber DA, Orazi A, Hasserjian R, et al. The 2016 revision to the World Health Organization classification of myeloid neoplasms and acute leukemia[J]. Blood, 2016, 127: 2391-2405.

[4] Tapia OE, Kam S, Rifo PL, et al. Blastic plasmocytoid dendritic cell neoplasm. Report of one case[J]. Rev Med Chile, 2012, 140: 1321-1324.

[5] Beird HC, Khan M, Wang F, et al. Features of non-activation dendritic state and immune deficiency in blastic plasmacytoid dendritic cell neoplasm (BPDCN)[J]. Blood Cancer Journal,2019,9(12):991-999.

[6] Pagano L, Valentini CG, Pulsoni A, et al. Blastic plasmacytoid dendritic cell neoplasm with leukemic presentation: an Italian multicenter study[J]. Haematologica, 2013, 98: 239-246.

[7] Rauh MJ,Rahman F,Good D,et al. Blastic plasmacytoid dendritic cell neoplasm with leukemic presentation,lacking cutaneous involvement:Case series and Literature review[J]. Leuk Res,2012,36:81-88.

[8] Trottier AM, Cerquozzi S, Owen CJ. Blastic plasmacytoid dendritic cell neoplasm: challenges and future prospects[J]. Blood and Lymphatic Cancer: Targets and Therapy, 2017, 7: 85-93.

[9] Herling M, Teitell MA, Shen RR, et al. TCL1 expression in plasmacytoid dendritic cells (DC2s) and the related $CD_4{}^+$ $CD_{56}{}^+$ blastic tumors of skin[J]. Blood, 2003, 101: 5007-5009.

[10] Esteso MJ. Blastic pasmacytoid dendritic cell neoplasm with leukemic component[J]. Turk J Hematol, 2019, 36: 201-202.

[11] Emadali A,Hoghoughi N,Duley S,et al. Haploinsufficiency for NR3C1,the gene encoding the glucocorticoid receptor,in blastic plasmacytoid dendritic cell neoplasms[J]. Blood,2016,127:3040-3053.

[12] Menezes J, Acquadro F, Wiseman M, et al. Exome sequencing reveals novel and recurrent mutations with clinical impact in blastic plasmacytoid dendritic cell Neoplasm[J]. Leukemia, 2014, 28: 823-829.

[13] Stenzinger A, Endris V, Pfarr N, et al. Targeted ultra-deep sequencing reveals recurrent and mutually exclusive mutations of cancer genes in blastic plasmacytoid dendritic cell neoplasm[J]. Oncotarget, 2014, 5: 6404-6413.

[14] Togami K, Madan V, Li J, et al. Blastic plasmacytoid dendritic cell neoplasm(BPDCN)harbors frequent splicesosome mutations that cause aberrant RNA splicing affecting genes critical in pDC differentiation and function[J]. Blood, 2016, 128: 738.

[15] Garcia-Recio M, Martinez-Serra J, Bento L, et al. Lenalidomide, celecoxib, and azacitidine therapy for

blastic plasmocytoid dendritic cell neoplasm: a case report[J]. Onco Targets Ther, 2016, 9: 5507-5511.

[16] Silveira1 SO, Fernandes CMA, Pinto ÉB, et al. Blastic plasmacytoid dendritic cell neoplasm: an early presentation[J]. Dermatology Online Journal, 2019, 24(2): 9.

[17] Reimer P, Rüdiger T, Kraemer D, et al. What is $CD_4^+CD_{56}^+$ malignancy and how should it be treated [J]. Bone Marrow Transplant, 2003, 32(7): 637-646.

病例 10　Mendelson 综合征

1946 年，Mendelson 报道产科麻醉中发生胃内容物误吸患者 44 016 例，其中引起肺损害 66 例(0.15%)，主要为吸入食物、口咽分泌胃内容物及其他液体或固体物质引起的肺化学性合并细菌性炎性反应引起的肺损伤，此后称吸入性肺炎为 Mendelson 综合征[1]。

一、病例介绍

患者，男，62 岁。因发现右腹股沟可复性肿块 1 年余，入院住外科手术治疗。

既往有高血压史，平时厄贝沙坦 1 片，1 次/d，血压控制良好。无吸烟史，无新型冠状病毒性肺炎流行病学史。入院前(2020 年 5 月 7 日)胸部 CT 为右下肺小结节(病例 10 图 1)。单独核酸检测鼻咽拭子阴性。血常规：WBC 7.05×10^9/L，N 60.5%，D 二聚体 0.33 mg/L。

入院查体：体温 37.3 ℃，脉搏 91 次/min，呼吸 20 次/min，血压 130/80 mmHg。双肺呼吸音清晰，未闻及干湿性啰音。心率 91 次/min，律齐，各瓣膜区心音正常，未闻及杂音。5 月 9 日心电图正常。肺功能示通气功能正常。Holter 示窦性心律，单发房早 3 次，ST 全程未见缺血型改变，并于当天上午在全麻下行右侧 TAPP 术。患者于 15：40 拔出气管插管后出现呼吸困难，大汗淋漓，咯少量浆液性泡沫痰，痰中带少量血丝。

查体：神志模糊(麻醉状态下)，两肺满布湿性啰音。SPO_2 90%，床边胸片两肺弥漫散在对称斑片状密度增高影，考虑肺水肿(病例 10 图 2)。立刻予以面罩吸氧，多索茶碱舒张气道，泮托拉唑抑酸护胃，头孢西丁抗感染，嘱患者头低脚高位，拍背等处理后症状逐步缓解送回病房，次日继续抗炎抑酸、祛痰平喘及补液治疗。术后第 2 天(5 月 11 日)因患者术中出现肺水肿可能，指脉氧饱和度偏低，维持在 93% 左右，呼吸内科会诊了解肺水肿恢复情况。会诊情况如下：患者略感气短，左侧略感胸痛，无发热，无咳嗽。查体：神清，血压 140/80 mmHg，两肺呼吸音粗，两肺啰音明显。心率 78 次/min，律齐，各瓣膜区心音正常，未闻及杂音。SPO_2 93%。5 月 11 日血常规：WBC 11.5×10^9/L，N 74.2%。血气分析(未吸氧)：pH 7.43，二氧化碳分压 36.5 mmHg，氧分压 78 mmHg，氧饱和度 95.9%。心电图正常。B 型钠尿肽前体 <50 pg/ml。复查胸部 CT：两肺渗出性改

变略吸收好转(病例 10 图 3)。

诊断及治疗:结合病史及实验室检查结果考虑为吸入性肺损伤,继续多索茶碱、泮托拉唑、头孢西丁补液治疗。因临床症状恢复良好于 5 月 13 日出院。6 月 4 日因仍有气短及左侧略感胸痛来呼吸科随访,门诊给予盐酸左氧氟沙星(可乐必妥)1 片,1 次/d,抗感染;复方甲氧那敏 2 片,3 次/d 解痉平喘。6 月 8 日呼吸科随访,气短、左侧胸痛较前明显好转,复查胸部 CT:两肺渗出性改变较前影像明显吸收好转(病例 10 图 4)。

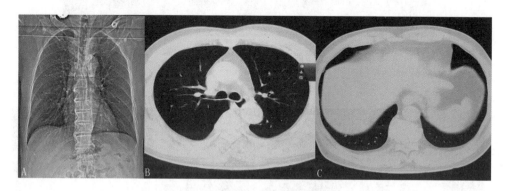

注:右下肺小结节

病例 10 图 1　患者入院时胸部 CT 表现

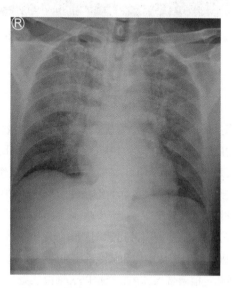

注:两肺弥漫散在对称斑片状密度增高影

病例 10 图 2　患者床边胸部 X 线片表现

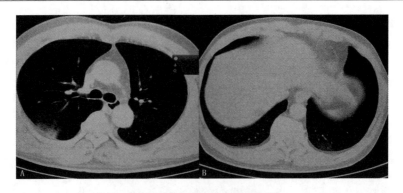

注：两肺渗出性改变略吸收好转

病例 10 图 3　胸部 CT

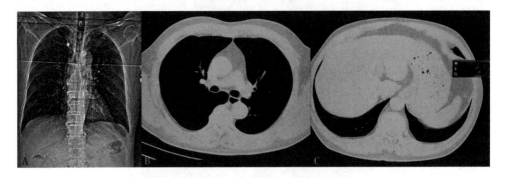

注：两肺渗出性改变与以前影像比较明显吸收好转

病例 10 图 4　患者 6 月 8 日胸部 CT 表现

二、病例分析

吸入性肺炎是临床上较少见的一种急性肺损伤疾病，是指吸入食物、口咽分泌胃内容物及其他液体或固体物质引起的肺化学性合并细菌性炎性反应引起的肺损伤。严重者可导致低氧血症或急性呼吸窘迫综合征(ARDS)。吸入对肺造成的损伤分为化学性损伤和细菌性损伤。前者称为胃酸吸入性肺炎，后者称为细菌性肺炎。胃酸吸入性肺炎的病理特点是吸入胃内容物后，胃酸刺激支气管痉挛，接着发生支气管上皮的急性炎性反应和支气管周围的炎性反应细胞浸润。进入肺泡的胃液迅速向周围肺组织扩散，肺泡上皮细胞破坏、变形，并累及毛细血管，血管壁通透性增加和肺泡毛细血管壁破坏，形成间质性肺水肿、肺泡水肿。吸入同时可将咽部定植菌带入肺内，产生以厌氧菌感染为主的继发性细菌感染，形成吸入性肺炎。肺水肿使肺组织弹性减弱，顺应性降低，肺容量减少，肺泡Ⅱ型细胞破坏，表面活性物质减少，使小气道闭合，肺泡萎陷引起肺不张。肺泡通气不足，通气/血流比值降低、动静脉分流增加，导致低氧血症。临床表现根据吸入物的性质、吸入量、吸入频率以及机体对吸入物的反应各不相同，诱发的肺部并发症亦不相同。常引起以下 4 种情况：轻微肺损伤、亚临床肺炎、严重肺炎、急性呼吸窘迫综合征。后两者常伴低氧血症，病死率高达 30%。临床常见症状以吸入呕吐物后突发喉痉挛和支气管刺激发生喘鸣及剧咳。不典型症状分为不显性吸入及细菌性吸入性肺炎。研究显示，吸入性肺炎中，显性吸入只占 10%，90% 为非显性吸入，其临床表现不典型，尤其是神志不清的患者，吸入后常无明显症状，但于 1~2 h 突发呼吸困难，出现发绀，常咯出浆液性泡沫痰，可有血丝痰。肺部体征两肺可闻及湿啰音和哮鸣音，出现严重低氧血症，可出现 ARDS，并可伴二氧化碳潴留和代谢性酸中毒。实验室检查白细胞计数中度增高伴核左移。血气分析显示低氧血症。胸片及胸部 CT 影像学表现为双肺散在不规则片状边缘模糊影，发生 ARDS 时可见双肺毛玻璃样改变。因吸入性肺炎分显性吸入和隐性吸入。显性吸入诊断不难，隐性吸入可根据临床特点和胸部影像学变化明确诊断[2]。临床上应与心源性肺水肿、肺栓塞、细菌性肺炎、药物性肺水肿、外源性过敏性肺泡炎、复张后肺水肿、肺同种移植后的再植反应，放射性肺炎、尿毒症肺等相鉴别。有毒物质吸入后肺水肿的治疗方法包括[3]：密切观察患者的病情变化，尽早解除缺氧，或可能发生的一氧化碳中毒，清除气道内异物，给予祛痰药和支气管舒张剂。尤其要注意保持气道的通畅，必要时行纤维支气管镜检查以评估气道吸入性损伤的严重程度，并可同时清除气道内异物和分泌物。若有上呼吸道梗阻的可能，或患者昏迷，不能咯痰者应气管插管或气管切开。一旦发生中毒性肺水肿，则按非心源性肺水肿治疗：包括 吸入消泡剂、血管扩张剂、皮质激素、机械通气和 ECMO、抗生素、其他治疗（维持水电和酸碱平衡，防治 DIC 的发生等）。

本例患者全身麻醉状态下意识不清，在气管插管拔管后突然出现呼吸困难、低氧血症，胸部影像学提示肺泡水肿。该患者因腹部手术，术前是禁食状态，故胃酸吸入量较少，吸入的频率低，且平时体健，无其他严重的基础疾病，所以经过积极的吸氧，合理的抗感染、解痉平喘、抑酸护胃等治疗后，患者症状明显缓解，1 个月后肺部渗出性改变较以前影像检查明显吸收好转。但全麻下气管插管和拔管过程中发生反流误吸诱发吸入性肺炎的问题术前还需充分考虑，特别是老年人、孕妇等免疫力低下人群，或合并多种基础疾病，还需做好相应的鉴别诊断，如心源性肺水肿、肺栓塞等，并积极做好各种突发呼吸衰竭的应对抢救措施，降低 ARDS 的发生风险。

（上海中医药大学附属曙光医院松江分院呼吸内科：李辉军）

参 考 文 献

[1] 李羲，张劭夫. 实用呼吸病学[M]. 北京：化学工业出版社，2010：449-450，452.

[2] 俞森洋，蔡柏蔷. 呼吸内科主治医师 660 问[M]. 2 版. 北京：中国协和医科大学出版社，2013：390-391.

病例 11 先天性 V 型食管闭锁

V 型食管闭锁是一种少见的先天性发育畸形,因食管通畅,早期症状不典型,容易误诊、漏诊。V 型食管闭锁少见且临床症状不典型,对于反复呛咳、发绀、肺炎的患儿,需警惕 V 型食管闭锁可能;食管造影、纤维支气管镜检查是主要的诊断手段;手术方式视个体情况而定;手术预后良好。

一、病例介绍

病例 1 患者,男,3 个月 15 天,出生体重 2.6 kg,因"反复呛咳伴肺部感染 3 个月"入院。

外院行经口食管造影、CT 未见异常,纤维支气管镜明确气管食管瘘,转入我院后再次行经口食管造影提示:气管食管瘘(T_2)(病例 11 图 1),纤维支气管镜明确气管食管瘘(隆突上端 2 cm)。完善术前准备后在全麻下行食管气管瘘修补术,患儿左侧卧位,经右侧胸膜外入路,取右侧胸部肩胛下切口,逐层切开皮肤、皮下组织、从第三肋间进入胸腔,游离食管上下端、显露瘘管,近气管处予 4# 丝线结扎,4-0 吸收缝线缝扎瘘管,5-0 吸收线横形间断缝合食管端瘘口处。术后食管造影提示微小食管吻合口瘘,保守治疗后吻合口愈合,预后良好。

病例 2 患者,男,1 个月 27 天,出生体重 3.15 kg,因"反复气促 1 个月余,间断发热 8 天,咳嗽 3 天"入院。

外院经口食管造影及 2 次纤维支气管镜未见明显异常,转入我院完善心脏 CT 未见异常,纤维支气管镜检查明确气管食管瘘(隆突上端 1 cm)(病例 11 图 2),完善术前准备后在全麻下行胸腔镜下食管气管瘘修补术,患儿取左侧前倾 40° 卧位,右侧肩胛下缘置入 5 mm 套管,右侧腋中线 3 ~ 4 肋间、右侧腋中线 6 ~ 7 肋间置入 3 mm 套管,进入胸腔,游离近远端食管、显露瘘管(病例 11 图 3),紧贴气管处予 PDS 线结扎瘘管,保留瘘管 3 mm 贴近食管切断瘘管,横形间断缝合食管瘘口处,间断缝合食管浆肌层加固。术后恢复顺利,预后良好。

病例 3 患者,女,2 个月,出生体重 2.69 kg。因"饮奶呛咳 19 天"入院。

我院经口食管造影、胸部 CT 未见明显异常,后经纤维支气管镜明确气管食管瘘(环状软骨下 3 cm)(病例 11 图 4),再行经胃管食管造影明确气管食管瘘(C_7),完善术前准备后在全麻下行食管气管瘘修补术,患儿取左侧卧位,经右侧颈部入路,选择右侧锁骨上 1 cm 处切口,逐层切开皮肤、皮下组织、颈阔肌,在颈动脉鞘内侧找到食管,游离显露食管气管,找到瘘管(病例 11 图 5),切断瘘管后予 PDS 线横形缝合食管及纵形缝合气管裂口。术后恢复顺利,患儿复查食管造影未见明显食管吻合口狭窄、吻合口瘘,偶有呛咳,预后良好。

3 例患儿中,男童 2 例,女童 1 例,年龄 2 个月至 3 个月 15 天,患儿均通过纤维支气管镜完成首次诊断,后经食管造影诊断 2 例,胸部 CT 平扫及重建无确诊病例;经颈部入路、经胸部入路、经胸腔镜手术各 1 例;术后常规禁食、胃肠减压、抗炎及静脉营养治疗,1 例复查食管造影提示微小食管吻合口瘘,予禁食、抗感染等保守处理后瘘口自行愈合,3 例均痊愈出院。3 例患儿出院后随诊 4 个月至 6 年,复查食管造影未见食管吻合口狭窄、吻合口瘘,发声正常,1 例偶有呛咳。

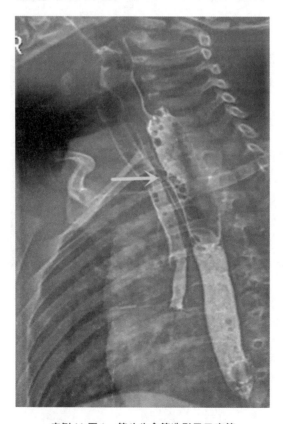

病例 11 图 1　箭头为食管造影显示瘘管

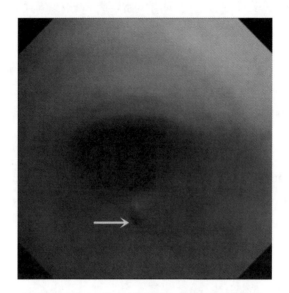

病例 11 图 2　箭头为纤维支气管镜下显示瘘管

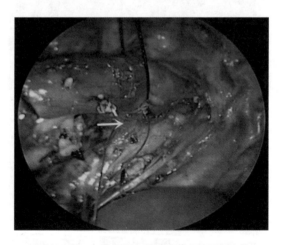

病例 11 图 3　箭头处为胸腔镜手术下显示瘘管

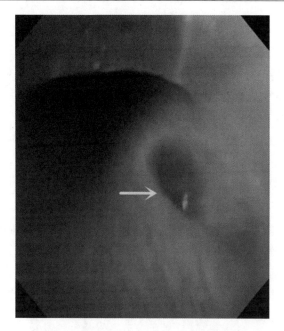

病例 11 图 4　箭头为纤维支气管镜下见瘘管

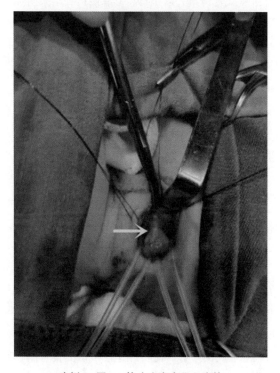

病例 11 图 5　箭头为术中显示瘘管

二、病例分析

V型食管闭锁是指无食管盲端，但有瘘与气管相通的类型，临床上少见，在先天性食管闭锁中占4%~6%[1,2]，60%~80%发生在颈段[3]。文献报道V型食管闭锁的瘘管大部分呈N形，即气管侧高、食管侧低[2]，临床症状不典型，可表现为喂养时呛咳、气促、发绀、反复肺炎，甚至呼吸衰竭，也可有腹胀、呕吐、营养不良，极少部分患儿可有咯血、呕血。本组患儿确诊前均有不同程度的饮奶呛咳、气促、呼吸道感染表现，与文献报道相似[2,4~6]。

食管造影、纤维支气管镜已成为疑似V型食管闭锁患儿的常见检查，有文献报道食管造影的确诊率在90%~91.7%，纤维支气管镜的确诊率在88.9%~91.7%[7,8]，实际上，此类患儿常常因肺炎选择CT平扫及重建，但CT平扫及重建的确诊率只有12.9%~20%[4,6,7]，还有少数报道利用超声、核磁共振、放射性核素扫描进行诊断[9~11]。本组病例的纤维支气管镜确诊率为100%。我们的经验是：检查时引导气管插管逐渐退至声门口，见可疑瘘口后退出镜体进入食管，引导胃管至于可疑瘘口处并固定，支气管镜再次进入气管，胃管注入亚甲蓝，气道内可疑瘘口处见亚甲蓝流出即可诊断。检查过程中需注意充分暴露显示可疑气管侧瘘口区，避免亚甲蓝从喉部反流至气管造成的假阳性，本组一例患儿行3次纤维支气管镜检查后确诊，考虑该检查结果阴性可能与操作医生经验不足有关。经口食管造影也是常规检查之一，如患儿食管造影结果与临床表现相矛盾时，我们的经验是：选择优化食管造影的方式，即造影时先将胃管插入食管远端，缓慢抽出胃管的同时缓慢注入造影剂，当深度至食管气管瘘附近常常发现瘘管显影，操作时应充分固定患儿，同时避免造影剂反流、呛咳至气管引起假阳性。

如无严重的心肺疾病，V型食管闭锁一旦明确诊断，则建议早期治疗。手术入路的选择主要和瘘管的位置有关，多数术者认为瘘口位于T_2水平以上选择颈部入路，T_2及T_2水平以下选择胸部入路[4,12~14]，而颈段的瘘管多取右侧入路，可有效减少喉返神经及胸导管的损伤[1,13]。随着技术的发展，越来越多的学者报道了胸腔镜手术治疗T_2及T_2以下的瘘管[4,14~17]，效果良好，个别术者对颈段的瘘管也可以在胸腔镜下达到良好的暴露、分离，但其病例较少，其安全性及有效性仍有待于更大样本的研究证实[18]。本组3例患儿均采用主流的手术方案，术后恢复情况良好。

如何寻找瘘管是手术的一大难点，目前较好的经验是术前经纤维支气管镜或电子胃镜将导丝穿过瘘管精准定位瘘管[12,19,20]。也有文献报道手术中利用纤维支气管镜或胃镜前端的光源显示瘘管的位置，协助术中准确定位瘘口[6,21]。本组3例患儿，术前通过造影及纤维支气管镜检查大致确定瘘管位置，术中先游离瘘管近远端食管，悬吊两端食管后逐渐游离，也可较好显露出瘘管。我们具有较丰富的食管闭锁胸腔镜手术经验，胸腔镜下分离、寻找瘘管并不会增加明显创伤范围，且胸腔镜具有放大组织作用，有利于游离食管、减少误伤食管、气管及周围组织，但此类患儿的瘘管相对细小，辨识有一定难度，对于胸腔镜手术经验不多的术者来说，术前放置导丝或术中胃镜光源引导的辅助操作有利于精确定位瘘管。对于瘘管的处理，目前大多数术者选择行瘘管切断缝合，少部分行单纯瘘管结扎，相较而言，单纯瘘管结扎有结扎线脱落而致瘘管复发的风险[12]。有少数病例报道采取 5 mm 缝合器切割瘘管、Clip 夹或 Hemolock 夹结扎瘘管，但病例少，长期效果仍不明确[17, 18, 22]。本组 3 例患儿，在充分游离显露瘘管后，见瘘管长度 3～5 mm，2 例行瘘管切断后缝扎，1 例紧贴气管处于 PDS 线结扎瘘管，贴近食管切断瘘管，未行缝扎，同时横形间断缝合食管瘘口处，间断缝合食管浆肌层加固食管以减少术后吻合口瘘，术者认为该处理效果类似于用伤口周围健康的组织做间隔，但缺乏大样本及长期随访的数据支持，其可行性及安全性有待于更多的实践证明。

对于预后，有文献报道 V 型食管闭锁术后复发性瘘管发生率为 3%[2]；胃食管反流发生率为 56%[1]；声带功能障碍的发生率为 10%～50%，考虑与喉返神经损伤关系密切，并建议常规对声带功能进行术前术后评估[1, 2, 4]。我们有 1 例术后出现微小食管吻合口瘘，予禁食等保守处理后痊愈出院，3 例患儿出院后随诊 4 个月至 6 年，复查食管造影未见食管吻合口狭窄、吻合口瘘、胃食管反流及声带功能障碍，发声正常，可能与病例较少有关。

总之，对于进食时反复出现呛咳、发绀和肺炎的患儿，医生需要高度怀疑 V 型食管闭锁，食管造影、纤维支气管镜是主要的诊断手段，手术方式视个体情况而定，手术预后良好。

（广东省妇幼保健院/广东省儿童医院：方元龙　葛午平　张　燕　朱小春）

参 考 文 献

［1］Zani A, Jamal L, Cobellis G, et al. Long-term outcomes following H-type tracheoesophageal fistula repair in infants［J］. Pediatr Surg Int, 2017, 33（2）: 187-190.

［2］Fallon Sara C, Langer Jacob C, St Peter Shawn D, et al. Congenital H-type tracheoesophageal fistula: A multicenter review of outcomes in a rare disease［J］. J Pediatr Surg, 2017, 52（11）: 1711-1714.

［3］Brookes James T, Smith Mark C, Smith Richard JH, et al. H-type congenital tracheoesophageal fistula: University Of Iowa experience 1985 to 2005［J］. Ann Otol Rhinol Laryngol, 2007, 116（5）: 363-368.

［4］Jiangtao D, Zhengxia P, Quan W, et al. Experience of diagnosis and treatment of 31 H-type tracheoesophageal fistula in a single clinical center［J］. Pediatr Surg Int, 2018, 34（7）: 715-719.

［5］Al-Salem AH, Mohaidly MA, Al-Buainain HMH, et al. Congenital H-type tracheoesophageal fistula: a national multicenter study［J］. Pediatr Surg Int, 2016, 32（5）: 487-491.

［6］李云荣, 潘征夏. 小儿先天性 H 型气管食管瘘的诊断与治疗［J］. 临床小儿外科杂志, 2016, 15（6）: 583-586.

［7］温洋, 彭芸, 翟仁友, 等. 小儿先天性 H 型气管食管瘘的诊断［J］. 医学影像学杂志, 2012, 22（10）: 1665-1669.

［8］侯大为, 郭卫红, 李樱子, 等. 单纯性气管食管瘘的早期诊断及治疗［J］. 中华小儿外科杂志, 2013, 34（8）: 567-569.

［9］何静波, 段星星, 李皓, 等. 超声诊断先天性食管闭锁并气管食管瘘的初步探讨［J］. 临床小儿外科杂志, 2012, 11（2）: 109-111.

［10］Gunlemez A, Anik Y, Elemen L, et al. H-type tracheoesophageal fistula in an extremely low birth weight premature neonate: appearance on magnetic resonance imaging［J］. J Perinatol, 2009, 29（5）: 363-368.

［11］Yun LD, Mo KK, Seung KJ. H-type Tracheoesophageal Fistula Detected by Radionuclide Salivagram［J］. Nucl Med Mol Imaging, 2012, 46（3）: 227-229.

［12］代江涛, 吴春, 李洪波, 等. 15 例Ⅴ型食管闭锁诊治经验探讨［J］. 重庆医科大学学报, 2016, 41（3）: 271-273、325.

［13］Filippo P, Anna M, Francesco M, et al. Cervical thoracotomic thoracoscopic approaches for H-type congenital tracheo-esophageal fistula: a systematic review［J］. Int J Pediatr Otorhinolaryngol, 2014, 78（7）: 985-989.

［14］任红霞, 陈兰萍, 陈淑芸, 等. 胸腔镜治疗小儿 H-型食管气管瘘一例［J］. 中华小儿外科杂志, 2010, 31（10）: 802-803.

［15］Allal H, Montes-Tapia F, Andina G, et al. Thoracoscopic repair of H-type tracheoesophageal fistula in the newborn: a technical case report[J]. J Pediatr Surg, 2004, 39(10): 1568-1570.

[16] Abdel AG, Felix S. Thoracoscopic ligation of a tracheoesophageal H-type fistula in a newborn[J]. Pubmed, 2005, 40(6): e35-e36.

[17] 杨振, 戴康临, 刘雪来, 等. 胸腔镜治疗先天性食管气管瘘1例[J]. 临床小儿外科杂志, 2015, 14(3): 249-250.

[18] Rothenberg Steven S. Thoracoscopic management of non-type C esophageal atresia and tracheoesophageal atresia[J]. J Pediatr Surg, 2017: 121-125.

[19] 邓朝晖, 严志龙, 殷勇, 等. 儿童气管食管瘘多学科镶嵌治疗成功四例[J]. 中华儿科杂志, 2012, 50(8): 568-570.

[20] Anko A, Tomislav L, Drago C, et al. H-type Tracheoesophageal Fistula in a Newborn: Determining the Exact Position of Fistula by Intra-operative Guidewire Placement[J]. J Neonatal Surg, 2014, 3(3): 36.

[21] Anju G, Frank P, Losty Paul D. Transillumination of H-type tracheoesophageal fistula using flexible miniature bronchoscopy: an innovative technique for operative localization[J]. J Pediatr Surg, 2005, 40(6): e33-34.

[22] Steven R. Thoracoscopic repair of esophageal atresia and tracheo-esophageal fistula in neonates: the current state of the art[J]. Pediatr Surg Int, 2014, 30(10): 979-985.

病例 12　肝门—肝静脉瘘

肝门—肝静脉瘘(IPSVS)是指肝实质内的肝静脉分支与门静脉系统之间发生的异常分流,是一种非常罕见的血管畸形疾病。本病临床表现与其肝门—肝静脉分流量的大小密切相关。该病的诊断主要依靠影像学检查,CT 血管三维成像能够全面、清晰显示肝内血管起始走形、夹角等空间解剖结构特点,能够直接清除显示肝内血管腔内、腔外病变形态、部位及范围。

一、病例介绍

患者,女,55 岁,因"头痛、头晕伴恶心 2 天"入院。

患者 2 天前无明显诱因出现双侧颞部疼痛,呈持续性,阵发性加重,伴头晕、恶心、无眩晕、耳鸣、视物模糊;无呕吐、皮肤黄染、血便;无心慌、心累、意识障碍等,在当地某医院服中药(具体组方及剂量不详)无明显好转,遂至本科就诊。精神状态差,饮食差,睡眠状况差,小便减少,大便正常,体重无变化。既往:30^+ 年在当地某妇幼保健院行输卵管结扎手术;20^+ 年前因车祸致颈椎受伤在当地某县医院保守治疗好转出院,9^+ 年前在当地某中医院行右肩背部囊肿切除术,2^+ 年在当地某中医院行子宫附件囊肿切除术。否认"高血压、糖尿病、肾病"等慢性病史,否认"肝炎、结核"等传染病史,否认输血史,否认食物、药物食物过敏史。否认烟酒嗜好。月经史:$14 \frac{2\sim3}{29\sim31}$,已绝经,绝经后无阴道不规则出血。

查体:体温 36.5 ℃,脉搏 59 次/min,呼吸 21 次/min,血压 171/92 mmHg。发育正常,营养中等,自动体位,步入病房。双瞳孔等大等圆,直径约 3 cm,对光反应灵敏。颈软,气管居中,颈静脉无怒张。皮肤黏膜无瘀斑、瘀点、黄染,全身浅表淋巴结未扪及。心肺(-),腹平软,全腹无压痛、反跳痛及腹肌紧张,肠鸣音正常。肛门未查,脊柱四肢活动正常,无畸形。生理反射存在,病理征未引出。

辅助检查:2019 年 4 月 29 日生化示:血清总胆红素 51 μmol/L、血清直接胆红素 13.4 μmol/L、血清间接胆红素 37.60 μmol/L。脑钠肽 350.80 pg/ml。肝炎血清学标志物：HBsAg（－）、HBsAb（＋）、HBeAg（－）、HBeAb（－）、HBcAb（－）、抗-HAV IgM（－）、HCV-Ab（－）。自身免疫指标、血常规、大小便常规、凝血功能、肿瘤标志物均无明显异常。2019 年 4 月 29 日常规心电图示：窦性心律，Q-T 间期延长。2019 年 4 月 29 日腹部彩色超声提示：双肾钙盐沉积，肝右叶门静脉扩张。胸部 DR 片提示：双肺纹理增强。头颅 CT 平扫提示：脑萎缩，两侧基底节区腔隙性脑梗死。2019 年 4 月 30 日无痛胃镜提示：慢性非萎缩性胃炎伴糜烂。

初步诊断：①腔隙性脑梗死；②颈椎病；③慢性非萎缩性胃炎伴糜烂。经常规改善脑循环、止晕、止吐等治疗好转，症状缓解。2019 年 5 月 2 日患者再次出现头昏、恶心、呕吐，呕吐物为胃内容物，呈非喷射性，查腹部 CT 平扫＋增强提示（病例 12 图 1、病例 12 图 2）：①门静脉-肝静脉瘘；②肝脏血管瘤。血氨：130 μmol/L。

最后诊断：①肝门—肝静脉瘘；②肝性脑病。治疗上予降血氨、退黄、保肝护胃、营养支持等综合治疗。患者病情好转，头痛、头晕、恶心明显缓解，考虑其肝性脑病原因与肝门—肝静脉瘘形成关系密切，建议患者转上级医院血管造影等检查进一步明确，患者及其家属因自身原因拒绝进一步诊治，要求出院随访。出院后长期低蛋白饮食，服用乳果糖，保持每天 1～2 次软便，随诊至今患者病情相对平稳。

二、病例分析

本例患者首发症状为头痛、头晕、恶心等症状，20⁺ 年因车祸致颈椎受伤及本次头颅 CT 平扫提示：脑萎缩，两侧基底节区腔隙性脑梗死。以上构成了颈椎病及脑梗死的证据链，考虑脑梗死或颈椎病，经常规改善脑循环治疗 3 天，患者头痛、头晕、恶心等症状一度减轻，但 3 天后症状再次复发加重，血清总胆红素 51 μmol/L、血清直接胆红素 13.4 μmol/L、血清间接胆红素 37.60 μmol/L。腹部彩色超声提示：肝右叶门静脉扩张。该患者的诊断不清，故行腹部 CT 平扫＋增强提示：①门静脉-肝静脉瘘；②肝脏血管瘤。血氨：130 μmol/L。

综上所述，最后诊断：①肝门－肝静脉瘘；②肝性脑病。

肝门—肝静脉瘘（IPSVS）是指肝实质内的肝静脉分支与门静脉系统之间发生的异常分流，是一种非常罕见的血管畸形疾病[1]。Park 等[2]根据解剖形态不同将 IPSVS 分为 4 型。Ⅰ 型：一个大而恒定的瘘管将门静脉的右分支连接到下腔静脉；Ⅱ 型：肝脏中的一个或多个瘘管将门静脉连接到肝静脉的外周分支；Ⅲ 型：门静脉与肝静脉外周支通过血管瘤相通；Ⅳ 型：左右肝叶门静脉与肝静脉的多个外周支通过多个瘘管输送。本例患者通过 CT 平扫＋增强及重建技术考虑为 Ⅲ 型。其病因一般认为与肝硬化门静脉高压、肝脏外伤、医源性损伤及先天性因素等有关。本例患者结合病史，考虑与先天性因素有关。IPSVS 临床表现与其肝门—肝静分流量的大小密切相关，分流量较小时，一般无特殊临床表现，偶尔在体检中被发现；当分流量增大时，可出现低血糖或血氨升高，继续发展可出现帕金森症、肝性脑病或肝性脊髓病[3,4]。本例患者为 55 岁女性，血糖正常，仅出现头痛、头晕、恶心，与一般帕金森症、肝性脑病、肝性脊髓病症状不吻合，同时经改善脑循环、止晕、止吐等治疗症状可缓解，加之该疾病罕见，故遇到这种患者时，或多或少的存在这种固有思维，以为就是脑梗死或颈椎病；同时彩色超声医生也没发现病灶的特殊性，所以出现了漏诊，原因则是与临床及彩色超声医生的经验不足有关。该病的诊断主要依靠影像学检查[5]，CT血管三维成像能够全面、清晰显示肝内血管起始走形、夹角等空间解剖结构特点，能够直接清楚显示肝内血管腔内、腔外病变形态、部位及范围。对血管病变及相关病变的诊断及鉴别诊断具有重要价值，能够更有效地指导临床及介入手术治疗。

患者头痛、头晕、恶心，血氨升高，考虑并发肝性脑病，住院过程中予低蛋白饮食，保持大便通畅，运用门冬氨酸鸟氨酸注射液降低血氨等常规治疗，症状得以缓解。但考虑内科治疗可能复发，故建议患者到上级医院通过介入性血管内栓塞治疗。

本例提示，诊疗过程中一定要注重每一个细节。平时对于常见病的诊断及治疗，大家都能处理。但出现疑点的时候，就要仔细的去排查，该患者血清胆红素升高，腹部彩色超声示肝右叶门静脉扩张，常规治疗后仍反复发病，这就是疑点。这就说明头痛、头晕的病因不一定是头部疾病所致，则须考虑其他的病因。

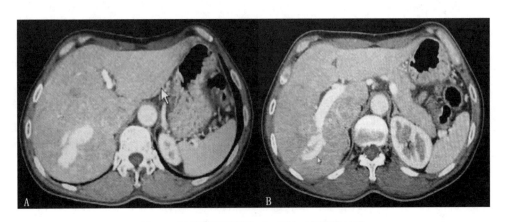

注：A. 肝静脉明显增宽；B. 肝右叶门静脉扩张

病例 12 图 1　腹部 CT

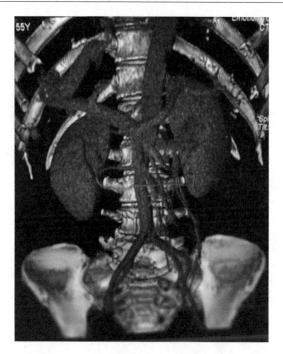

病例 12 图 2　血管重建示：肝门静脉与肝静脉相通

（雅安市石棉县中医医院消化科：郑晓科）

（雅安市石棉县人民医院妇产科：何巧玲　马　萍）

参 考 文 献

［1］Golli M, Kriaa S, Said M, et al. Intrahepatic spontaneous portosystemic venous shunt：Value of color and power Doppler sonography［J］. J Clin Ultrasound, 2000, 28（1）：47-50.

［2］Park JH, Cha SH, Han JK, et al. Intrahepatic portosystemic venous shunt［J］. AJR Am J Roentgenol, 1990, 155（3）：527-528.

［3］孙达龙，陈凤媛，陈世耀. 肝内门静脉肝静脉瘘一例［J］. 中华消化杂志, 2013, 33（9）：635-635.

［4］杨环文，严彦，陈育霞. 肝内门静脉-肝静脉瘘 1 例［J］. 肝脏, 2016, 21（6）：526-526.

［5］张丽敏，滕陈迪，黄崇权，等. 门静脉-肝静脉瘘的多层螺旋 CT 诊断［J］. 中国临床医学影像杂志, 2011, 22（1）：44-46.

病例 13 气管支气管卡波西肉瘤合并骨髓增生异常综合征

卡波西肉瘤(KS)又名多发性特发性出血性肉瘤,是一种罕见的以梭形细胞增生和血管瘤样结构为特征改变的恶性肿瘤[1]。目前,KS的病因尚不清楚。1872年首次报道,本病主要侵犯皮肤黏膜,也可累及内脏。

一、病例介绍

患者,男,40岁。因"咳嗽5个月,发现气管内新生物2个月余"入我科。

5个月前无明显诱因出现咳嗽咯痰伴喘闷不适,后就诊于当地医院,予以抗感染治疗效果欠佳,期间出现发热,最高体温40℃,后患者转院至感染病医院,期间痰细菌学检查及气管镜下细菌学检查均见黄曲霉菌,诊断考虑肺真菌感染,一直予以伏立康唑抗真菌治疗中,后患者咯痰及闷喘症状改善,定期复查胸部CT示肺部病灶较前吸收。2个月前患者因反复咳嗽咯少量白黏痰再次就诊,外院2019年11月13日胸部CT示:两肺斑点及斑片状密度增高影,两下肺显著,病灶较前缩小,气管及支气管内见类圆形新生物(病例13图1)。予行支气管镜检查示:气管、支气管内多枚球状新生物突向管腔,新生物表面光滑,担心出血风险未予活检。后患者为求明确诊断新生物性质入住我科,病程中患者无胸痛咯血,无低热盗汗,饮食睡眠尚可,大小便基本正常,近期体重无明显减轻。既往2017年在安徽省立医院诊断为骨髓增生异常综合征,给予对症治疗,近期拟行骨髓移植手术。吸烟史20年,戒烟1年,否认其他恶性肿瘤、器官移植、长期使用糖皮质激素及免疫抑制剂。

查体:体温37.2℃,脉搏68次/min,呼吸20次/min,血压101/78 mmHg。神志清醒,呼吸平稳,查体合作。两肺呼吸音稍粗,可闻及少许湿啰音,未闻及哮鸣音,心界叩诊无扩大,心率68次/min,节律齐。腹部查体阴性,四肢正常,全身皮肤无皮损及红斑等,双下肢无水肿。

实验室检查:血常规:白细胞7.2×10^9/L,中性粒细胞比例52.86%,血红蛋白152 g/L,血小板260×10^9/L;C反应蛋白2.6 mg/L;肝肾功能指标未见明显异常;凝血功能大致正常；血沉 5 mm/h，尿常规及粪便常规未见异常。降钙素原、真菌 D-葡聚糖检测、乳胶凝集试验、真菌半乳甘露聚糖检测、结核感染 T 细胞斑点试验、呼吸道感染疾病谱筛查均阴性，痰细菌培养示正常，肿瘤标志物未见异常。痰真菌和曲霉菌培养结果未出。

入院诊断：气管肿物，肺真菌感染，骨髓增生异常综合征。

入院后因血常规提示红细胞 2.10×10^9/L，血红蛋白 61 g/L，患者中度贫血考虑于骨髓增生异常综合征有关，予申请红细胞悬液纠正贫血。另外，患者外院诊断肺真菌感染，坚持伏立康唑抗真菌治疗。2 天后常规复查血常规提示血红蛋白 77 g/L，排除支气管镜检查禁忌，并经过麻醉评估后拟 3 天后行全凭静脉麻醉下支气管镜检查。镜下见（病例 13 图 2）：隆突处、左主、左上及右主气管开口处共见到 4 枚类圆形新生物，其中两枚表面毛细血管增生明显，予以支气管内灌洗，在病灶处用高频电圈套分别套取瘤体，观察基底部少许残留给予热消融处理。灌洗液检查包括结核相关检验均阴性，病理提示：镜下见增生的梭形细胞束呈交织状分布伴炎细胞浸润，局部见增生、充血的血管，梭形细胞与血管间见含有大量红细胞的裂隙样腔隙，可见红细胞外渗，含铁血黄素沉积，局灶见大量泡沫样组织细胞沉积（病例 13 图 3）；结合免疫组化标记结果，考虑为卡波西肉瘤。免疫组化标记：CD31（＋）、CD34（＋）、D2-40（＋）、F8 因子（＋）、EGR（＋），原位杂交：EBER-ISH（－）。

最终诊断：气管支气管卡波西肉瘤、骨髓增生异常综合征。术后病理符合 KS 合并 MDS，患者好转出院。予电话随访，至今无不良反应，病情无复发。

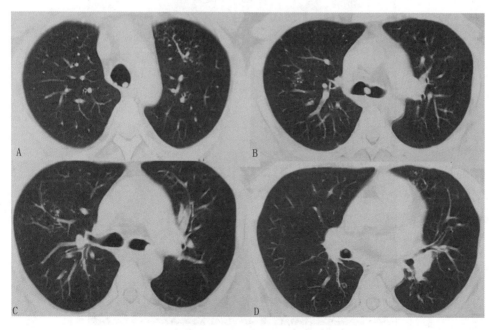

病例 13 图 1　患者胸部 CT 表现

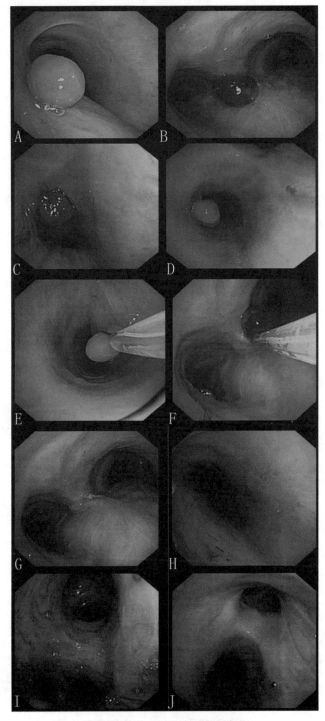

病例 13 图 2　患者支气管镜下表现

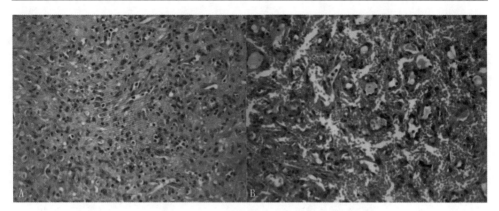

病例 13 图 3　患者圈套活检新生物病理

二、病例分析

卡波西肉瘤(KS)又名多发性特发性出血性肉瘤,1872 年由研究者首次报道,是一种罕见的以梭形细胞增生和血管瘤样结构为特征改变的恶性肿瘤[1]。目前,KS 的病因尚不清楚,可能与病毒(如 EBV、CMV、HPV、HIV)感染和免疫状态低下有关[2]。根据临床和流行病学特点,KS 有 4 种不同类型:经典惰性型、非洲地方型、医源型、获得性免疫缺陷综合征相关型[3]。主要侵犯皮肤黏膜,也可累及内脏[4]。由于文献报道卡波西肉瘤在艾滋病患者中的发病率明显高于普通人群,所以 AIDS-KS 逐渐被认知,AIDS-KS 主要侵犯全身皮肤黏膜,大多为播散性皮肤病变。但由于其发病机制非常复杂,仍在不断探索中,而除 AIDS-KS 之外的 KS 并不易被关注。

文献中有少数病例报告了肺部卡波西肉瘤的表现,多为合并受累[5],主要是肺部感染。气管内卡波西肉瘤罕见文献报道,尤其是非 AIDS 患者。本文即报道一位骨髓增生异常综合征(MDS)患者发现气管支气管卡波西肉瘤的病例。该患者因为 MDS 病史 2 年,肺部曾感染真菌,所以尽管该患者没有感染 AIDS,临床考虑同步存在免疫力低下甚至免疫缺陷状态的情况。而对于气管支气管内卡波西肉瘤的表现和常规卡波西肉瘤的皮肤表现有明显的差别,本例中主要表现为带蒂的类圆形新生物,伴或者不伴有毛细血管的增生聚集。高频电圈套处理因本身属于内镜介入治疗的热消融范畴,所以不用过于担心出血的问题。文献报道 KS 主要治疗方法包括放疗、冷冻、激光治疗、干扰素、化疗等[6~8]。本例中四枚类圆形新生物摘除后基底部仅有一处稍微粗糙,局部加用高频电凝处理,随访 3 个月无复发,但远期疗效有待进一步观察。

本病例显示 MDS 等存在免疫缺陷状态等患者有发生肺部 KS 的可能,其表现可以为气管支气管内新生物,支气管镜检查和治疗有独特的优势。虽然并不常见,但这一病例提高了对气管内卡波西肉瘤的认识。

(安徽省胸科医院内镜诊疗中心 & 介入肺脏病科:唐飞　叶伟　王丽娜　王月明　吕莉萍);(安徽省胸科医院病理科:徐建平　赵洁婷)

参 考 文 献

［1］ Gottlieb M. Pulmonary Kaposi Sarcoma［J］. CJEM, 2016, 18(5)：399-400.

［2］ Kaposi M. Idiopathic multiple pigmented sarcoma of the skin［J］. Arch Dermatol Syphil,1872,4:265-273.

［3］ Phavixay L, Raynolds D, Simman R. Non AIDS Kaposi's sarcoma leading to lower extremities wounds, case presentations and discussion［J］. J Am Coll Clin Wound Spec, 2013, 4(1)：13-15.

［4］ Lebbé C, Legendre C, Francès C. Kaposi sarcoma in transplantation［J］. Transplant Rev(Orlando), 2008, 22(4)：252-261.

［5］ Kodra A, Walczyszyn M, Grossman C, et al. Case report：Pulmonary Kaposi sarcoma in a non-HIV patient ［J］. F1000Res, 2015, 4：1013.

［6］ Pitchenik AE, Fischl MA, Saldana MJ. Kaposi's sarcoma of the tracheobronchial tree. Clinical, bronchoscopic, and pathologic features［J］. Chest, 1985, 87(1)：122-124.

［7］ Jin F, Mu D, Chu D, et al. Severe complications of bronchoscopy［J］. Respiration, 2008, 76(4)：429-433.

［8］ Akasbi Y, Awada A, Arifi S, et al. Non-HIV Kaposi's sarcoma：A review and therapeutic perspectives ［J］. Bull Cancer, 2012, 99(10)：92-99.

病例14 血脂肪酶明显升高的肠系膜淋巴结炎

肠系膜淋巴结炎是在上呼吸道感染后，出现咽痛、倦怠不适，随之发生腹痛、恶心、呕吐、发热等症状，其中腹痛以脐周及右下腹多见，呈阵发性发作，有压痛和反跳痛，但不如阑尾炎严重，痛点亦不固定[1]。其病常见于儿童及青少年，青年罕见，国内文献尚无青年发病相关报道。

一、病例介绍

患者，男，23岁，因食用榴莲后腹痛48小时，于2019年10月10日入住重庆市九龙坡区中医院。

患者右下腹持续性疼痛，伴腹胀，畏寒、发热（最高39.0℃），呕吐胆汁样物1次，全身酸痛，乏力，大便正常。无饮酒史，无糖尿病、高脂血症、胆结石病史。

门诊查血常规正常，C反应蛋白32.10 mg/L。血淀粉酶349.30U/L，脂肪酶1286.70U/L，尿胰蛋白酶原：770 mg/ml。腹部彩色超声：脾大；双肾结晶；右下腹低回声团：考虑淋巴结增大（多个实性低回声团，较大1.3 cm×0.6 cm，形态规则，边界清），未见确切肿大阑尾声像，以"胰腺炎"收入院。

入院查体：生命体征平稳，体型适中，痛苦面容，腹软，右下腹压痛，反跳痛可疑，无肌紧张，未触及包块，肝脾未扪及，莫菲征阴性，麦氏点压痛，肝区无叩痛，右肾区叩痛。腹部无移动性浊音。肠鸣音3~4次/min。嘱禁食水，盐酸左氧氟沙星注射液抗感染，间苯三酚注射液解痉止痛，注射用泮托拉唑抑酸护胃，补液治疗。第2日查血：肝肾功能、电解质、血脂、心肌酶谱基本正常。尿淀粉酶：1474.00 U/L。上下腹CT：未见明显异常。心电图：正常。第3日患者右下腹痛明显减轻，进食少量流质饮食后无腹痛。第4日患者已无腹痛，进食后无腹胀痛等不适，入院后未发热。复查尿胰蛋白酶原24.00 mg/ml，尿淀粉酶1906.00 U/L，血淀粉酶164.30 U/L，脂肪酶532.40 U/L，C反应蛋白正常。患者于第4日出院，考虑：急性肠系膜淋巴结炎；脾大。1个月后电话随访患者无腹痛，未回院复查。

患者青年男性，既往无腹痛病史，服用高热量食物后腹痛，生化指标考虑急性胰腺炎可能性大,但毛旭峰等[2]在2019年全国34 654例急性胰腺炎数据中发现:患者平均年龄为49.9岁,平均住院天数为12.1天,这与大数据不符,同时患者为右下腹疼痛,腹部彩色超声及CT排除该病;患者虽有急性阑尾炎症状及体征,但腹部+阑尾彩色超声及CT亦排除急性阑尾炎可能。患者彩色超声提示淋巴结肿大,肠系膜淋巴结炎淋巴肿大分布于脐部和右上腹或下腹,肠炎腹腔淋巴结肿大常见于下腹部的髂血管周围[3]。凌毅[4]认为,超声诊断急性肠系膜淋巴结炎具有较高的诊断价值,多位于右下腹,淋巴结呈肿大形态,数量较多,表面光滑,边界清晰。本例患者腹部彩色超声、症状、体征符合急性肠系膜淋巴结炎诊断。

二、病例分析

肠系膜淋巴结炎多为幼儿发病,患者青年发病,此年龄段极少,具有特殊性,同时患者血清脂肪酶超过正常值20倍,伴有尿胰蛋白酶原、血尿淀粉酶升高,国内文献尚未见相关报道,具有特异性。血清脂肪酶又称三酰甘油酰基水解酶,是一种能水解长链脂肪酸甘油酯的酶,主要来源于胰腺,其次为小肠[5]。张帆等[6]认为,炎性小肠疾病、一些腹部急性炎症中亦会出现血清脂肪酶和淀粉酶明显升高。陈涛等[7]认为,急性胃肠炎可使血淀粉酶升高。潘蔚[8]在416例非胰源性腹痛伴血淀粉酶升高患者中,发现腹痛原因从多到少依次为急性胃肠炎、胆系感染胆石症、急性阑尾炎、消化道溃疡、肠梗阻等。王子恺等[9]认为,胰酶激活后一系列作用会破坏消化道微生态。消化道微生态破坏致肠道屏障功能受损、通透性增加、血供降低、肠黏膜再灌注损伤,氧自由基释放增多,黏液层破坏,肠道细菌生长。连天立等[10]认为,肠道微生态参与了急性胰腺炎的发生发展过程。本例患者急性肠系膜淋巴结炎与胰酶升高不是单一作用机制,是前后反应还是协同作用机制尚不明确,亦无相关报告研究,值得更多临床报道及探讨。

(重庆市九龙坡区中医院脾胃科:熊　佳)

参 考 文 献

[1] 夏元瑾. 急性肠系膜淋巴结炎的临床诊断方法研究及分析[J]. 中国继续医学教育,2016,8(5):87-88.

[2] 毛旭峰,刘梦薇,王辉,等. 全国34 654例急性胰腺炎发病特征及胰酶抑制剂使用情况分析[J]. 药学服务与研究, 2019, 19(5):349-352.

[3] 杨玉英. 小儿腹部淋巴结肿大超声诊断价值[J]. 医学信息, 2012, 25(5):368.

[4] 凌毅. 急性肠系膜淋巴结炎的超声诊断及临床价值研究[J]. 医药前沿, 2016, 6(1):91-92.

[5] 孙亚萍,闫春良,王娟,等. 危重病患者血清脂肪酶升高的临床意义[J]. 中国急救医学, 2015, 35(2):126-128.

［6］张帆，方向明．血清脂肪酶亚型分析对胰腺炎及非胰腺炎脂肪酶升高的鉴别诊断［J］．山西医药杂志，2017，46(20)：2438-2440.

［7］陈涛，胡睿东，闫洪涛，等．血淀粉酶升高合并急性上腹痛的病因学分析［J］．解放军医药杂志，2014，26(7)：21-23.

［8］潘蔚，刘润生，刘军生．非胰源性腹痛淀粉酶升高的原因分析［J］．解放军预防医学杂志，2017，35(4)：420.

［9］王子恺，周文丽，李闻，等．消化道微生态与胰腺疾病［J］．中国微生态学杂志，2019，31(10)：1232-1235.

［10］连天立，张辉，周文策，等．消化道微生态改变与胆胰疾病关系研究［J］．医学信息，2018，31(1)：52-54.

病例 15　莱泽—特雷拉特征伴结直肠多发息肉

莱泽—特雷拉特征(Sign of Leser-Trélat)是副肿瘤性皮肤病(paraneoplastic dermatoses, PND)的一种,被定义为继发于肿瘤的脂溢性角化病突然出现和/或数量和大小迅速增加。本征主要见于合并的肿瘤的老年人中,恶性肿瘤大多为腺癌,尤其是胃腺癌,其他肿瘤有白血病、蕈样肉芽肿、乳腺癌、胆管癌、胰腺癌、食管癌、直肠腺癌等。

一、病例资料

患者,男,63岁,头面部、躯干、四肢发生黑褐色斑片,结节渐增多、增大伴瘙痒12年,在门诊就诊。

患者自述12年前无明显诱因胸背部皮肤出现少许淡褐色斑点、斑片,渐增大、增多,高起,色素加深,患者未予重视,未行诊治,后皮损迅速发生、发展,增大、增多,并蔓延至头面部、四肢,偶感瘙痒,多次于外院住院治疗,诊断为"脂溢性角化",具体治疗不详,后皮损无明显改善。

既往体健,患者10年前因排便不适、便中带血,于外院行胃肠镜检查,示结直肠多发息肉,组织病理检查示结直肠腺瘤,临床诊断为:结直肠多发息肉(腺瘤性息肉)。行息肉切除术,具体诊疗不详,现无特殊不适,余无系统性疾病史。家族中无类似疾病患者。

体格检查:体型正力型,一般情况可,全身浅表淋巴结均未触及增大,各系统检查均正常。皮肤科检查:头面部、躯干、四肢可见多发性、对称性分布的黑褐色斑片、斑块、结节,表面光滑,境界清楚,粟粒至鸽蛋大小,表面呈乳头瘤样,覆有油腻性痂皮,痂皮容易刮除(病例15图1、病例15图2)。胸腹部可见弥漫性、对称性分布有点状、斑片样类圆形白色斑点、斑片,左侧胸部见2个桑葚样增生结节,约胡豆至鸽蛋大小,表面见少许灰白色鳞屑(病例15图3),结节周围见数个呈卵圆形或圆形、米粒样深红色丘疹,质软,高出皮面,呈半球状(病例15图4);双侧腋下、腹股沟、双手掌未见明显色素沉着及天鹅绒样增厚。

门诊诊断:①莱泽—特雷拉特征;②特发性点状白斑;③樱桃样血管瘤;④结直肠多发息肉;⑤恶性肿瘤可能。建议患者住院治疗行皮肤活检、肿瘤标志物检查、骨穿、胃肠镜、全身PET-CT等进一步系统检查。患者拒绝入院行进一步检查及手术治疗,随后失访。

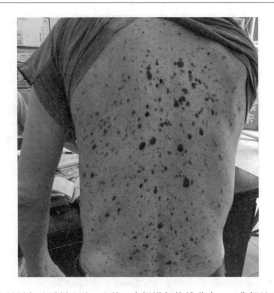

注：背部见多发黑褐色油腻样斑片、斑块，皮损沿朗格线分布，于背部呈现圣诞树样分布

病例 15 图 1　背部多发的脂溢性角化皮损

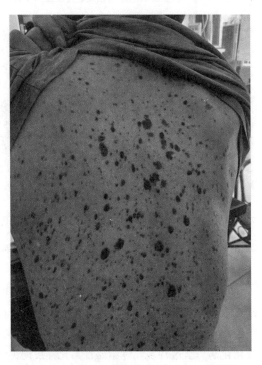

注：背部皮损分布区可见多发的白色斑片，皮损分布区与脂溢性角化皮损一致

病例 15 图 2　背部脂溢性角化与特发性点状白斑混合分布

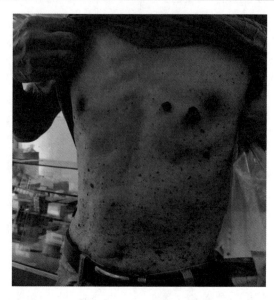

注：胸腹部见多发黑褐色油腻样斑片、斑块、结节，腹部为重，同样可见点状白斑

病例15 图3　胸腹部多发的脂溢性角化、特发性点状白斑皮损

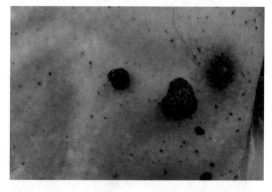

注：左胸部见两个较大桑葚样结节，周围可见米粒样鲜红色丘疹

病例15 图4　左胸部脂溢性角化结节及樱桃样血管瘤

二、病例分析

莱泽—特雷拉特征(Sign of Leser-Trélat)是副肿瘤性皮肤病(paraneoplastic dermatoses, PND)的一种，被定义为继发于肿瘤(多数报道为恶性肿瘤，少数亦可为交界性肿瘤及良性肿瘤)的脂溢性角化病[1]。这些多发性脂溢性角化样皮损突然出现和/或数量及大小迅速增加[2-3]，表现为丘疹、斑片、疣状结节，可伴有糜烂、瘙痒，通常界限清楚，颜色各异(棕色、黑色或褐色)，主要影响胸部和背部(沿朗格线分布，背部可呈现圣诞树样

分布);其次是四肢、面部、腹部、颈部和腋窝[4]。虽然这一征兆的描述得名于德国的 Edmund Leser 和法国的 Ulysse Trélat 各自在 1890 年的报告,但事实上两者观察描述的是恶性肿瘤患者中樱桃状血管瘤的存在,并猜测其与恶性肿瘤间存在某种联系,但这种关联现认为可能并不存在[5]。Hollander 被证实[6]是第一个记录癌症和发疹性脂溢性角化病之间联系的人[5]。

本征主要见于合并肿瘤的老年人中,恶性肿瘤大多为腺癌,尤其是胃腺癌,其他肿瘤有白血病、蕈样肉芽肿、乳腺癌、胆管癌、胰腺癌、食管癌、直肠腺癌等。1/3 为胃肠道腺癌,1/4 为淋巴增殖性疾病,Leser-Trélat 征可在诊断癌肿前 5 个月至确诊后 9.8 个月发生,但其经过往往与肿瘤不相一致[7]。1988 年,Holdness 收集 60 例有 Leser-Trélat 征表现的临床患者,分析临床特征,报告的发病时间中位数为 60.7 岁,皮损的平均演变时间为 14.9 周,突发的、发疹性的皮损表现是大多数患者意识该病的异常的原因。有 16.7% 患者同时出现黑棘皮病和瘙痒症。在这些患者中,胃腺癌占 36.4%;淋巴增生性肿瘤位居第二,占 18.3%。56.7% 患者出现转移性肿瘤,癌症诊断后的平均生存期为 11.5 个月。Yaniv[8]等于 1994 年首次报道该征象与膀胱移行细胞癌有关。2007 年,Martinez-Morán 等[9]将该症状与 Sézary 网状细胞增生症和膀胱移行细胞癌联系在一起[10]。同时有报道发现[10-12]脂溢性角化病和膀胱癌之间在基因水平上存在一定联系。成纤维细胞生长因子受体 3(FGFR3)目前被认为是膀胱癌中最常见的突变癌基因,并且预示其较好的预后。脂溢性角化病中也经常发现 FGFR3 突变[13]。但到目前为止,与 FGFR3 突变相关的基因仅有几个共同的突变热点在尿路上皮癌和皮肤上皮肿瘤(表皮痣和脂溢性角化病)中被检测到[14]。

本例患者 10 年前因排便不适、便中带血于外院行胃肠镜检查示:结直肠多发息肉,组织病理检查示结直肠腺瘤,临床诊断为结直肠多发息肉(腺瘤性息肉),行息肉切除术,具体不详,现无特殊不适。结直肠多发息肉可经过息肉—腺瘤—癌变过程,与结直肠癌的发生密切相关[15]。根据结直肠息肉病理类型分为腺瘤样息肉及非腺瘤样息肉,50%~70% 的结直肠癌来源于结直肠腺瘤,文献报道腺瘤癌变率为 2.9%~9.4%[16-17]。男性及中老年发病率较高,以腺瘤为主,好发于左半结肠,多发息肉癌变率高,特别是家族性腺瘤性息肉病发展为结直肠癌的几率为 100%,临床上应早期诊断、早期治疗。因缺乏胃肠镜检查具体资料及基因检查,我们不能判断患者现病变进展情况,但结合其进展性的皮肤病变表现,该患者至少需行规律的胃肠镜检查以及时发现可能存在的早期癌变。

本征的诊断要点[19]:①患者在短期内(一般在半年左右)出现多发性脂溢性角化样皮损;②可并发恶性肿瘤。其合并的恶性肿瘤大多为腹部腺瘤,如胃肠腺瘤,也有白血病、淋巴瘤、蕈样肉芽肿、乳腺癌、肺癌和前列腺癌、卵巢癌、肾癌和黑色素瘤(少数亦可为交界性肿瘤及良性肿瘤);③常有瘙痒感;④组织病理变化如脂溢性角化病。

本征的脂溢性角化病损害与一般脂溢性角化病者无任何区别,与既往报道脂溢性角化病无差异[20]。表现为:①角化过度、棘层肥厚;②数量不等的角囊肿;③真皮浅层有淋巴细胞为主的炎症细胞浸润;④表皮内及真皮浅层出现数量不等的色素。治疗要点:寻找内脏的恶性肿瘤,并作相应治疗。

本例患者拒绝进一步入院诊断治疗,皮肤活检、肿瘤标志物检查、骨穿、胃肠镜、全身 PET-CT 等进一步检查,随后失访。但本例患者表现出几处值得注意的地方。首先,患者的多发性暴发性脂溢性角化皮损是否与胃肠道多发息肉相关。一直以来 Leser-Trélat 征是否为真正的是副肿瘤性皮肤病(paraneoplastic dermatoses, PND)长期存在争议[21],现已经描述了 6 个标准来认定皮肤改变是副肿瘤性的,称为 Curth 假设[4]:①两种情况(肿瘤和副癌变)是同时发病的;②两种情况都遵循平行的病程;③皮肤损害不是遗传综合征的一部分;④一种特定的肿瘤发生某一类型的皮肤病;⑤该种皮肤病在普通人群中并不常见;⑥这两种情况之间有很高的相关性[22]。并不是所有的标准都必须满足来证明皮肤病和潜在的恶性肿瘤之间的联系[23],但 Leser-Trélat 征并不全部满足这些特征,首先其适用范围长期含糊不清,许多不是肿瘤性的疾病伴发的短期内脂溢性角化皮损数量迅速增加、皮损增大均被描述为 Leser-Trélat 征,包括 HIV 感染、肢端肥大症、红皮病及妊娠等[24-25];其次,其皮损病情发展与患者肿瘤病变发展并不总是平行,而一种理想的副肿瘤性皮肤病应表现出与恶性肿瘤平行的进展,如:副肿瘤性皮肤病应在肿瘤治愈后得到缓解,当癌症复发或转移时再次出现,但 Leser-Trélat 征并未被观察到与肿瘤性疾病完全的平行关系。Schwengle[26]等研究了 36 例癌症患者,其中多人患有腺癌,他们发现癌症患者组的脂溢性角化病的大小和数量与对照组没有什么不同。Grob 等[27]在 82 例实体器官癌患者中只有 1 例发现了 Leser-Trélat 征象,同时在对照组 82 例患者中也仅发现了 1 例。在另一项[28]对 150 例肿瘤患者和 150 例健康人的研究中也得到了类似的发现。结合这些研究成果,部分研究人员认为恶性肿瘤与皮疹性脂溢性角化同时出现巧合。在文献中,在原发性癌症治疗后,只有 1/3 的脂溢性角化病出现衰退,而且脂溢性角化病及恶性肿瘤均为老年人易患的常见疾病,Schwengle 等[26]认为这种并发及减退同样是巧合的几率也相当高。

副肿瘤性皮肤病的发病机制尚不明确[7],但可能与肿瘤或机体的生物活性激素或生长因子的产生和减少有关,或由于肿瘤诱发的宿主免疫反应引起。既往认为肿瘤释放或作为对肿瘤反应的生物活性物质(如多肽激素、激素样肽、抗体或免疫复合物、细胞因子或生长因子)被认为是相关的。目前研究表明[29],肿瘤分泌的表皮生长因子(EGF)或肿瘤坏死因子(TGF)-α 与 Leser-Trélat 征有关,增加的 EGF 和 TGF-α 能够促进表皮生长因子受体(EGFR)表达,促进角质形成细胞和真皮纤维的生长。但这些结论多来自于癌症患者表达水平的研究,或伴有恶性黑棘皮病的脂溢性角化的相关分子水平的,并没有一种成熟的理论及动物模型实验被建立,相关理论仅是基于表达水平的猜测,且基于这些理论尚未有有效地减轻多发性脂溢性角化病变数量或大小的治疗方法。

因此部分学者认为，这种脂溢性角化病变与内脏恶性肿瘤间的联系是偶然的，是老年患者两种高发疾病非必然的关联被观察到后进行的临床错误归因，主张废除这一描述[21]。Heaphy 等[21]则主张引入"Leser-Trélat 体征"和"Leser-Trélat 综合征"这两个概念来细分"Leser-Trélat 征"这一临床表现，建议区分"Leser-Trélat 体征"和"Leser-Trélat 综合征"："Leser-Trélat 体征"可定义为脂溢性角化病的急性发生发展，可伴有或不伴有隐匿性恶性肿瘤，仅凭病史和体格检查即可发现；"Leser-Trélat 综合征"一词则可用来描述在该体征出现后发现隐匿性恶性肿瘤的患者的副肿瘤综合征。

大多数副肿瘤性皮肤病在原发肿瘤切除后消失，在癌症复发或转移的情况下再次出现[30]。在大约 1/3 的 Leser-Trélat 征患者中，可以观察到皮肤病的平行病程。经过适当的手术和/或化疗干预后，皮损的大小和数量减少，随着复发性恶性肿瘤的脂溢性角化病而复发。本例患者皮疹存在一个"缓慢增长—爆发—稳定—缓慢增长"的过程。此过程未随着其结直肠多发息肉的治疗措施如息肉电切术治疗后明显改善，缺乏一个消退的过程，因为缺乏明确的住院资料随访对比，我们无法得知其腺瘤样息肉是否存在发展或恶变为腺癌过程，及此过程与其脂溢性角化病情发展间的确切时间关联；同时正如与部分主张废除 Leser-Trélat 征描述的学者所言[26]，患者对皮损的记忆与观察是模糊且不可靠的，只有当皮损积累到一定数目时才会引起患者的注意，但一旦当患者把这种皮损变化与其肿瘤病变相关联或者仅仅患者发现了这种异常的皮损表现后，格外的关注会使其对皮损的描述表现出夸大成分，且这种描述缺乏确切的含义，如大量、快速的具体含义即使在皮肤科医师互相交流中也是一个主观性很强的概念。但患者左胸口出现的两个较大的桑葚样结节在既往报道中是较少见的，同时伴有突发性点状白斑和樱桃样血管瘤这两种老年人常见皮肤病变的具体意义也是值得讨论的。樱桃样血管瘤是一种最常见的老年性血管瘤，在 1872 年首先由 De Morgan 报道[32]，本征好发于成年人[33]，以 50~69 岁达高峰，男女发病率未见明显差异，皮损好发于胸腹部，其次背部及四肢，面部较少。本征常与脂溢性角化合并发生，樱桃样血管瘤为皮肤毛细血管的退行性改变，其发生与增龄、遗传有关，健康状况及外界环境（如光电辐射）等有一定影响。本征不发生恶变，一般无需处理。发病机制还不清楚，但该病往往随着年龄的增长，皮损逐渐增多，推测与皮肤老化有关，既往曾有学者怀疑其与内脏恶性肿瘤发病相关，但现认为这是一种错误归因。本患者前胸部可见散发的樱桃样血管瘤，特发性点状白斑亦称老年性白斑，本征是一种老年性退化现象，由于皮肤中的 DOPA 阳性黑素细胞数目减少所致。患者常伴有其他老年性变化，如老年疣、老年性血管瘤及灰白发等。男女发病率大致相等，多见于45 岁以上中老年人，并随年龄而增加。白斑常发生在躯干、四肢，特别是大腿部，而颜面部不会发生。白斑境界鲜明，多为针头至豆大，个别亦可达到指甲片大，呈圆形或椭圆形，数个至数百个，白斑处皮肤稍凹陷，边缘无色素增多现象。以白斑处皮肤较周围稍凹陷为特点，结合年龄、部位，易与白癜风区别。患者可见多发点状白斑分布与脂溢性角化皮损基本一致。脂溢性角化、樱桃样血管瘤、特发性点状白斑同时出现于患者皮肤中可能是偶然的，也可能该患者存在某种皮肤老化病变的易感因素，这种因素可能是遗传性的，也可能是环境造成的。

许多研究者表示鉴于对已发现的莱泽—特雷拉特征与其后发现的恶性肿瘤相关病例的累积权重考虑，对莱泽—特雷拉特征表现的个体进行进一步的检查评估是必要的，包括系统的查体、放射学和影像学检查、内镜检查和其他实验室检查[3,5,30]。出现 Leser-Trélat 体征的患者应该被认为具有隐匿性恶性肿瘤可能，直到确切地进一步研究排除了这一假设。如果所有的检查结果都是阴性的，但皮肤表现不断进展，那么这些检查应该在适当的间隔之后重复进行。鉴于本例患者皮损数目仍不断增多、增大的表现，需要仔细的、长期的、定期反复的胃肠镜检查，以及前列腺癌、肺癌、肝癌等老年男性易发的肿瘤，特别是家族性肠腺瘤转化为肠腺癌的几率近乎100%，必要时采取更激进的治疗方案如肠段切除术，也是需要考虑的。

总之，本例仅是一个癌前病变(结直肠多发腺瘤型息肉)伴发 Leser-Trélat 体征的病例报告，但结合结直肠腺瘤病变的恶性潜能高且患者皮肤病变较多、较重，我们仍将其诊断为莱泽—特雷拉特征(sign of Leser-Trélat)，并支持将这类与恶性肿瘤相关的脂溢性角化皮损进一步命名为"莱泽—特雷拉特综合征"(syndrome of Leser-Trélat)，以强调其作为副肿瘤综合征的诊断价值，提醒患者及医师对多发性、暴发性、发疹性脂溢性角化可能伴发隐匿性恶性肿瘤的这一情况予以重视，以期及时发现早期的恶性肿瘤，然后通过及时的治疗，获取良好的预后。

(石河子大学医学院研究生院：刘治全)

(成都市公共卫生中心感染科：王　力)

参 考 文 献

[1] Neverman EM, Clary K. Leser-Trélat Sign[J]. The Journal of the American Osteopathic Association, 2014, 114(7): 593-593.

[2] Ronchese F. Keratoses, cancer and"the sign of leser-trélat"[J]. Cancer, 1965, 18(8): 1003-1006.

[3] Schwartz RA. Sign of Leser- Trélat[J]. Journal of the American Academy of Dermatology, 1996, 35(1): 88-95.

[4] Silva JA, Mesquita KC, Igreja ACSM, et al. Paraneoplastic cutaneous manifestations: concepts and updates[J]. Anais brasileiros de dermatologia, 2013, 88(1): 9-22.

[5] Heaphy Jr MR, Millns JL, Schroeter AL. The sign of Leser-Trelat in a case of adenocarcinoma of the lung

[J]. Journal of the American Academy of Dermatology, 2000, 43(2): 386-390.

[6] Holdiness MR. The Sign of Leser-Trélat[J]. International journal of dermatology,1986,25(9):564-572.

[7] 顾有守. 顾有守皮肤病诊断和治疗精选. 广州：广东省出版集团广东科技出版社, 2009: 64-67.

[8] Yaniv R, Servadio Y, Feinstein A, et al. The sign of Leser-Trélat associated with transitional cell carcinoma of the urinary-bladder-a case report and short review[J]. Clinical and experimental dermatology, 1994, 19(2): 142-145.

[9] Martínez-Morán C, Sanz-Munoz C, Miranda-Romero A. Leser-Trélat sign associated with Sézary syndrome and transitional cell carcinoma of the bladder [J]. ACTAS DERMOSIFILIOGRAFICAS, 2007, 98 (3): 214.

[10] Cappellen D, De Oliveira C, Ricol D, et al. Frequent activating mutations of FGFR3 in human bladder and cervix carcinomas[J]. Nature genetics, 1999, 23(1): 18-20.

[11] Hernández S, López-Knowles E, Lloreta J, et al. Prospective study of FGFR3 mutations as a prognostic factor in nonmuscle invasive urothelial bladder carcinomas[J]. Journal of Clinical Oncology, 2006, 24 (22): 3664-3671.

[12] Gómez-Román JJ, Saenz P, González JC, et al. Fibroblast growth factor receptor 3 is overexpressed in urinary tract carcinomas and modulates the neoplastic cell growth[J]. Clinical Cancer Research, 2005, 11 (2): 459-465.

[13] Logie A, Dunois-Larde C, Rosty C, et al. Activating mutations of the tyrosine kinase receptor FGFR3 are associated with benign skin tumors in mice and humans[J]. Human molecular genetics, 2005, 14(9): 1153-1160.

[14] Hafner C, Hartmann A, Vogt T. FGFR3 mutations in epidermal nevi and seborrheic keratoses: lessons from urothelium and skin[J]. Journal of Investigative Dermatology, 2007, 127(7): 1572-1573.

[15] He X, Wu K, Ogino S, et al. Association between risk factors for colorectal cancer and risk of serrated polyps and conventional adenomas[J]. Gastroenterology, 2018, 155(2): 355-373.

[16] 周沈之. 结肠息肉患者的临床病理及内镜检查分析[J]. 安徽卫生职业技术学院学报, 2018, 17 (1): 29-30,32.

[17] Liu TY, Jin DC, Khan S, et al. Clinicopathological features of advanced colorectal serrated lesions: A single-center study in China[J]. Journal of digestive diseases, 2018, 19(4): 235-241.

[18] 雷凯, 朱代华. 家族性腺瘤性息肉病的诊治进展[J]. 现代医药卫生, 2015, 31(2): 206-209.

[19] 赵辨. 中国临床皮肤病学[M]. 南京：江苏科学技术出版社, 2010: 1514.

[20] 孙健, 李东宁, 杨静. 恶性黑棘皮病并发 Leser-Trélat 征 1 例[J]. 中国皮肤性病学杂志, 2012, 26 (6): 534-535, 547.

[21] Turan E, Yesilova Y, Yurt N, et al. Leser-Trélat sign: Does it really exist? [J]. Acta dermatovenerologica Croatica, 2013, 21(2): 128.

[22] Pipkin CA, Lio PA. Cutaneous manifestations of internal malignancies: an overview[J]. Dermatologic clinics, 2008, 26(1): 1-15.

[23] Thiers BH, Sahn RE, Callen JP. Cutaneous manifestations of internal malignancy[J]. CA: a cancer jour-

nal for clinicians, 2009, 59(2): 73-98.

[24] Inamadar AC, Palit A. Eruptive seborrhoeic keratosis in human immunodeficiency virus infection: a coincidence or the sign of Leser-Trélat? [J]. British Journal of Dermatology, 2003, 149(2): 435-436.

[25] Gleeson CM, Chan I, Griffiths WAD, et al. Eruptive seborrhoeic keratoses associated with erythrodermic pityriasis rubra pilaris[J]. Journal of the European Academy of Dermatology and Venereology: JEADV, 2009, 23(2): 1468-3083

[26] Schwengle LEM, Rampen FHJ, Wobbes TH. Seborrhoeic keratoses and internal malignancies. A case control study[J]. Clinical and experimental dermatology, 1988, 13(3): 177-179.

[27] Grob JJ, Rava MC, Gouvernet J, et al. The relation between seborrheic keratoses and malignant solid tumours. A case-control study[J]. Acta dermato-venereologica, 1991, 71(2): 166-169.

[28] Fink AM, Filz D, Krajnik G, et al. Seborrhoeic keratoses in patients with internal malignancies: a case-control study with prospective accrual of patients[J]. Journal of the European Academy of Dermatology and Venereology, 2009, 23(11): 1316-1319.

[29] Pentenero M, Carrozzo M, Pagano M, et al. Oral acanthosis nigricans, tripe palms and sign of leser-trélat in a patient with gastric adenocarcinoma [J]. International journal of dermatology, 2004, 43 (7): 530-532.

[30] Ponti G, Luppi G, Losi L, et al. Leser-Trélat syndrome in patients affected by six multiple metachronous primitive cancers[J]. Journal of hematology & oncology, 2010, 3(1): 2.

[31] Holdiness MR. On the classification of the sign of Leser-Trélat[J]. Journal of the American Academy of Dermatology, 1988, 19(4): 754-757.

[32] 杨国亮, 王侠生. 现代皮肤病学[M]. 上海: 上海医科大学出版社, 1996: 996.

[33] 赵辨. 中国临床皮肤病学[M]. 南京: 江苏科学技术出版社, 2010: 1617, 1278.

病例 16　原发性慢性假性肠梗阻所致重度营养不良

原发性慢性假性肠梗阻(primary chronic intestinal pseudo-obstruction，PCIPO)是由于肠道神经病变和/或肌病引起的肠道运动障碍性疾病，临床上表现为反复发作或持续存在的肠梗阻的症状和体征，但缺乏肠道机械性梗阻证据的临床综合征[1]。从病因病理学角度可分为原发性和继发性两类，原发性慢性假性肠梗阻主要有肠壁平滑肌病变或肠壁肌间神经丛病变所致，多见于青年；而后者多发生于结缔组织疾病(硬皮病、重叠综合征、系统性红斑狼疮等)、药源性疾病(抗抑郁药、抗震颤麻痹药、抗肿瘤药等)等[2、3]。原发性慢性假性肠梗阻是一种少见病症，该病一般症状较为隐匿，临床上容易发生漏诊误诊，延误诊治等情况。

一、病例介绍

患者，男，37 岁，主因"腹胀不定时发作，伴消瘦 3 年"，于 2019 年 5 月 21 日入院治疗。患者 2016 年因情志不舒后出现食欲减退、乏力明显，时有腹胀，体重进行性下降，未予相关诊治。2018 年 3 月因突发血便，便后鲜血，呈喷射状就诊于外院。肠镜检查：结直肠黏膜未见明显异常。PET/CT 示：①甲状腺左侧叶下极低密度结节，代谢异常增高；②盆腔小肠积液、扩张、代谢不均匀增高；③食管胸段代谢不均匀增高；④左侧臀部肌肉组织代谢不均匀增高；⑤双侧肾上腺代谢对称性增高，肾上腺反应增生不除外；⑥右侧鼻旁窦病变；⑦左肺上叶陈旧性病变；⑧皮下水肿。甲状腺病理示：甲状腺左叶结节 FNA 和甲状腺右叶结节 FNA，检材为红细胞、淋巴细胞和极少量滤泡上皮细胞。胶囊内镜未见明显占位及狭窄。血便考虑系"混合痔"予手术治疗。2018 年 12 月因食欲减退、乏力较前加重，时有腹胀，腹部有肠型及蠕动波，于外院住院治疗，考虑"营养不良、缺铁性贫血、胃下垂、慢性胃炎、下肢水肿"，予肠内营养、抑酸保护胃黏膜、纠正贫血及调节免疫力等对症支持治疗后，患者乏力症状较前改善，体重仍较前减轻，此次住院对于患者食欲减退及消瘦的病因仍然不明确，后患者为求进一步系统诊治收住我科。

患者既往高血压病史 2 年，否认其他病史；自述对青霉素、头孢类抗生素过敏。家族史:父母近亲结婚[1]。自入院以来患者神清,精神差,渐进性消瘦,近3年体重减轻10kg,时常胃脘部胀满不适,偶恶心,未发呕吐,无发热,无腹痛,近3日大便不成形,2~3次/日,无黑便。

入院时查体:腹部凹陷,未见肠型及蠕动波,无压痛,无反跳痛,无肌紧张,肠鸣音稍亢进,双下肢不肿。

辅助检查:血常规:RBC 365×10¹²/L,HGB 86 g/L,MCV 77.5 fL,MCHC 304 g/L,RDW 16.3%,MCH 23.6 pg,WBC 5.71×10⁹/L,PLT 568×10⁹/L,提示小细胞低色素性贫血。生化全项:ALB 28.8 g/L,Ca 2.06 mmol/L;血沉 73 mm/h,C 反应蛋白46.4 mg/L;提示低钙、低蛋白血症,炎性指标升高。便常规:OB(+);肿瘤全项、甲状腺功能全项、凝血功能正常;立位腹X线平片:轻度肠膨胀。上腹B超:脂肪肝(轻度),腹腔少量积液;下腹B超:下腹部小肠扩张。营养评估:BMI 10.38 kg/m²,营养风险筛查 NRS 2002 评分≥3 分,考虑慢性疾病相关性营养不良。患者于入院第5天逐渐出现恶心、呕吐,呕吐物为胃内容物,腹胀腹痛腹泻,3~4次/日。查体:腹部膨隆,可见肠型及蠕动波,无压痛,无反跳痛,无肌紧张,肠鸣音亢进,双下肢不肿。完善相关化验检查:血镁0.75 mmol/L,血磷0.35 mmol/L,急症七项:血钠 133.7 mmol/L,提示电解质代谢紊乱;促肾上腺皮质激素、血清皮质醇、性激素五项、风湿病抗体均正常;腹部CT示(病例16图1):①部分小肠扩张、积气、积液、肠壁稍厚;②胃腔扩张;③直肠区致密影;④盆腔少量积液;复查电子胃镜:食管炎,胃潴留,慢性胃炎伴胆汁反流。小肠三维重建:①考虑肠系膜上动脉综合征,继发胃及局部十二指肠扩张;②小肠壁增厚并小肠积气、积液;③考虑皮下水肿(病例16图2)。

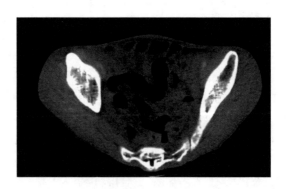

病例 16 图 1 腹部 CT

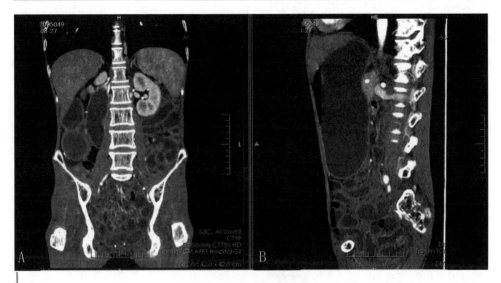

病例16 图2　小肠三维重建

二、病例分析

根据患者的症状体征及检查拟诊为肠梗阻，但患者既往行电子胃肠镜、胶囊内镜及腹部CT检查未发现明显占位及狭窄性病变，否认腹部手术及腹部外伤史，故除外机械性肠梗阻、消化道肿瘤、炎症性肠病可能；继续行结缔组织病相关检查，风湿病抗体阴性，可以排除结缔组织病引起的继发性慢性假性肠梗阻；患者无引起PCIPO药物服用史，可以排除药物引起的继发性慢性假性肠梗阻；考虑患者原发性慢性假性肠梗阻可能性大。

PCIPO诊断标准：①临床上有肠梗阻的症状和体征；②腹部X线平片证实有肠梗阻的存在；③排除机械性肠梗阻；④消化道造影有肠管扩张，蠕动减慢、消失；⑤小肠测压异常，胃肠通过时间明显延长；⑥病理分型为内脏肌病、内脏神经病[4~6]。PCIPO的诊断是一种排除性诊断须依赖于临床检查，该患者的临床表现符合上述①②③条诊断标准。由于肠内容物排出障碍，钡造影可能发生钡剂沉积，进一步加剧梗阻症状，所以未行消化道造影。本患者拟诊为原发性慢性假性肠梗阻、重度营养不良、电解质代谢紊乱、缺铁性贫血、低蛋白血症、胃潴留，予肠外营养治疗为主对症支持治疗为辅后症状好转，因此未行小肠测压以及病理活检。最近有研究报道显示，近亲结婚所致的遗传基因突变会增加PCIPO疾病发生的风险。Dong Weilai 等[7]发现来自近亲家庭杂合性移码MYH11变异体在肠道平滑肌中高表达（99.8%），插入亚型SM-B1、SM-B2主要在小肠中表达，并与肌肉快速收缩阶段17有关，研究发现的这种变异在SM-B2亚型中引起了特异性停搏，导致肠道平滑肌收缩障碍。RavenscroftG 等[8]报告了16岁女孩严重的内脏肌病

ACTG2 变异,虽然这是先前建立的 ACTG2 相关显性表型的同一表型范畴,但我们注意到该表型非常严重,它导致了女孩的死亡(死亡时 24 岁),原因是严重的复发性肠梗阻和穿孔,需要进行肠道移植。其近亲父母和兄弟姐妹报告了慢性间歇性便秘,提示存在半显性遗传,揭示显性基因的隐性突变。El-Daher Marie-Thérèse 等[9]报道了一位来自血亲父母的患者的临床、生物学、分子特征的表现,该患者体内的四肽重复域 7A(TTC7A)突变和小鼠的 TTC7 突变,对蛋白质表达、DNA 不稳定性和染色质致密化的功能影响与导致经典 TTC7A 相关表型的其他突变相同,TTC7A 基因突变可引起多发性肠梗阻和早期炎症性肠病。这表明遗传变异的共同遗传也可能导致患者表型的独特性。本例患者父母近亲结婚,根据文献资料和以上的诊断标准以及该患者的临床特点,考虑近亲结婚导致原发性慢性假性肠梗阻疾病的可能性大。本病起病隐匿,病程较长,反复发作,预后极差,由于本病口服或肠内营养不耐受,患者长期无法进食和消耗所致肠道营养物质的吸收障碍,体内维生素及微量元素摄入不足,患者常发生严重的营养不良,病情长期发展发生慢性肠衰竭的风险较高,长期的肠外营养是主要的治疗方法[9]。

在该患者的治疗上以肠外营养支持为主,本患者身高 170 cm,体重 30 kg,结合化验指标评估该患者能量需要量 1625 kcal,经口摄食量约 400 kcal,ONS 200 kcal,其余由肠外营养供给。调整营养支持如下:复方氨基酸注射液 750 ml + 中/长链脂肪乳注射液 250 ml + 10% 葡萄糖注射液 500 ml + 50% 葡萄糖注射液 180 ml + 氯化钾注射液 3 g + 浓氯化钠注射液 2 g + 注射用水溶性维生素 1 瓶 + 脂溶性维生素注射液Ⅱ 10 ml + 多种微量元素注射液 10 ml + 5% 葡萄糖注射液 100 ml + 葡萄糖酸钙注射液 1 g + 维生素 C 注射液 1 g 静脉滴注 1 次/日为主,对于肠外营养支持,需进行全面监测非常重要,根据临床和实验室化验的结果,评估和判断患者每天需要量,降低营养支持相关并发症的发生率,提高营养支持的安全性和治疗有效率,并且肠外支持的营养液应在严格无菌条件下进行配置,应用有效的抗生素药物,以便维持患者肠道功能以及屏障的结构。本例在病程中出现间断性腹泻,但腹泻后腹胀无明显缓解。PCIPO 患者发生腹泻是由于肠道运动功能较差和相关的肠内容物滞留导致的小肠细菌过度生长(SIBO)所致,而不是肠道动力功能恢复的表现。为预防 SIBO,欧洲临床营养与代谢学会(ESPEN)成人肠衰竭(CIF)指南建议周期性和交替性抗生素治疗,应该首选不可吸收抗生素如口服利福昔明和氨基糖苷类药物[10],患者口服利福昔明 3 天后腹泻次数较前减少。患者经过肠外营养支持、抗生素及对症治疗后乏力明显好转,未见肠型及蠕动波,体重从入院时 30 kg 增至 32 kg,贫血及低蛋白血症较前明显好转。

PCIPO 是一种罕见的肠蠕动功能障碍性疾病,以反复发作或持续存在的肠梗阻而无机械性梗阻的临床表现的疾病。近亲结婚会增加原发性慢性假性肠梗阻疾病的发生风险,目前肠外营养对于本病治疗有一定的疗效。

(天津中医药大学第一附属医院消化科:苏　娟　岳　妍　康洪昌)

参 考 文 献

［1］Ohkubo Hidenori，Iida Hiroshi，Takahashi Hirokazu，et al. An Epidemiologic Survey of Chronic Intestinal Pseudo-Obstruction and Evaluation of the Newly Proposed Diagnostic Criteria［J］. Digestion，2012，86（1）：12-19.

［2］Gabbard SL，Lacy BE. Chronic intestinal pseudo- obstruction［J］. Nutr Clin Pract，2013，28（3）：307-316.

［3］Ohkubo，Hidenori，et al. An Epidemiologic Survey of Chronic Intestinal Pseudo-Obstruction and Evaluation of the Newly Proposed Diagnostic Criteria［J］. Digestion，2012，86（1）：12-19.

［4］方秀才，柯美云，刘晓红，等. 慢性假性肠梗阻的临床特征和诊断［J］. 中华内科杂志，2001，40（10）：21-24.

［5］Frances L. Connor，Carlo Di Lorenzo. Chronic Intestinal Pseudo-obstruction：Assessment and Management［J］. Gastroenterology，2006，130（2）：S29-S36.

［6］Lindberg G，Tornblom H，Iwarzon M，et al. Full-thickness biopsy findings in chronic intestinal pseudo-obstruction and enteric dysmotility［J］. Gut，2009，58（8）：1084-1090.

［7］Dong Weilai，Baldwin Clinton，Choi Jungmin，et al. Identification of a dominant MYH11 causal variant in chronic intestinal pseudo-obstruction：Results of whole-exome sequencing［J］. Clinical genetics，2019，96（5）.

［8］Ravenscroft G，Pannell S，O'Grady G，et al. Variants in ACTG2 underlie a substantial number of Australasian patients with primary chronic intestinal pseudo-obstruction［J］. Neurogastroenterology and motility：the official journal of the European Gastrointestinal Motility Society，2018，30（9）：e13371.

［9］El-Daher arie-Thérèse，Lemale Julie，Bruneau Julie，et al. Chronic Intestinal Pseudo-Obstruction and Lymphoproliferative Syndrome as a Novel Phenotype Associated With Tetratricopeptide Repeat Domain 7A Deficiency［J］. Frontiers in immunology，2019，10：2592. DOI：10.3389／fimmu. 2019. 02592.

［10］Vasant Dipesh H，Kalaiselvan Ramya，Ablett Joanne，et al. The chronic intestinal pseudo-obstruction subtype has prognostic significance in patients with severe gastrointestinal dysmotility related intestinal failure［J］. Clinical nutrition（Edinburgh，Scotland），2018，37（6）：1967-1975.

［11］Pironi Loris，Sasdelli Anna Simona. Management of the Patient with Chronic Intestinal Pseudo-Obstruction and Intestinal Failure［J］. Gastroenterology clinics of North America，2019，48（4）：513-524.

病例17 完全内脏转位合并低位直肠癌

完全内脏转位（situs inversus totalis，SIT）患者又称"镜面人"，是一种因14号染色体长臂发生异变，导致胚胎期中肠襻出现顺时针旋转所致的极其罕见的先天性解剖异常[1]。本病发病率为1:（10 000~50 000），腹腔内脏转位畸形在临床罕见，多因腹部其他疾患就诊时偶然发现。

一、病例介绍

患者，男，71岁，因"肛周坠胀半年，排便困难1个月"入院。

查体：腹部未触及明显包块，未见明显压痛区。肛门指检：胸膝位，入肛门6cm可触及肿物下缘，质硬，手指不可通过，未触及上缘，退指未见指套染血。

辅助检查：上下腹部及盆腔CT示：直肠占位性病变，考虑直肠癌（cT_4N_2），侵及膀胱、前列腺（病例17 图1A）；右输尿管下段除外，伴右侧输尿管及肾盂轻度积水扩张征象；腹部完全性内脏转位（病例17 图1B）。胸部CT（平扫）示：镜面右位心（病例17 图1C）。肿瘤标志物：癌胚抗原（CEA）20.80 μg/L。经电子结肠镜检查距齿状线约5cm处见一环腔肿物，肠镜通过困难，取部分肿物病理提示：低位直肠癌（低分化癌）；免疫组化染色显示肿瘤细胞：CK（+），LCA（淋巴细胞+），Ki-67（+10%），Syn（-），CgA（-），TTF-1（-）。

该患者考虑直肠癌（根据UICC-TNM分类，cT4，cN2，cMx cStage ⅡA）伴不完全肠梗阻及右输尿管扩张、右肾积水，完善术前准备后行乙状结肠远端封闭+近端造瘘术+右输尿管DJ管置入术。因患者内脏转位，故沿右侧腹直肌行纵向切口，长约5 cm，逐层入腹，将乙状结肠外提，明确近远端无误后，下方置入"注射器加乳胶管"，形成环形支架，将肠管与腹壁各层逐层间断缝合固定，最后外敷油砂，湿纱布覆盖。术后2日行乙状结肠造瘘开瘘术。

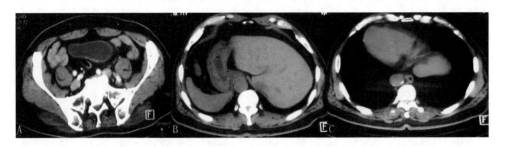

注: A. 直肠占位, 考虑直肠癌; B. 腹部完全性内脏转位; C. 镜面右位心

病例 17 图 1　上下腹部及盆腔 CT 检查

二、病例分析

完全内脏转位(situs inversus totalis, SIT)患者又称"镜面人", 是一种因 14 号染色体长臂发生异变, 导致胚胎期中肠襻出现顺时针旋转所致的极其罕见的先天性解剖异常[1]。通常指胸腹腔内不成对组织器官完全反转, 即心、肺、胃、肝、脾等器官与正常位置完全相反, 发病率为 1:(10 000 ~ 50 000)[2]。由于内脏的不可视性, 若无心脏本身及其他器官畸形或病变, 其脏器功能多属正常, 可无任何临床症状, 多因体检偶然发现, 部分患者可长期甚至终生不能发现自身异常[3,4], 本例患者也是首次发现。先天性脏器转位合并阑尾炎、胆囊结石病例不少, 但合并结直肠肿瘤较少, 目前尚无报道提示直肠癌与内脏转位有必然联系。

本病例特殊之处在于患者肿瘤分期较晚, 失去手术机会, 考虑患者存在不完全肠梗阻, 遂仅行乙状结肠造瘘术, 但是仍然值得引起外科医生的重视。对于全胸腹腔脏器转位合并结直肠癌, 往往因体征与经典体征正好相反, 容易误诊, 且如行腔镜手术治疗, 因术者操作习惯改变容易造成术中脏器损伤。罕见的发病率和解剖学异常导致 SIT 患者在外科疾病的诊断和治疗中遇到很大的困难, 尤其是对腔镜外科医生而言, 不仅要在术前充分结合影像检查关注解剖位置的异常, 术中也要关注器官及组织畸形问题; 同时, 对腔镜外科医生的经验和手术技巧也提出了更高的要求, 可能左利手在手术方面也更具有潜在优势, 比如对内脏转位患者行腹腔镜胆囊切除术[5], 提示解剖异常的患者需要外科医生在手术过程中采用相反的思维和操作。

总而言之, 腹腔内脏转位畸形在临床罕见, 多因腹部其他疾患就诊时偶然发现, 报道此病例意在积累相关疾病的数据, 希望能够引起临床医生在合并腹腔内脏转位患者的诊疗过程中的重视。

(大连医科大学第二临床学院: 刘　洋　高　媛　高　迪　于新雨)

(大连医科大学附属二院肝胆胰外二科: 苗　健)

参 考 文 献

［1］Lee SE, Kim HY, Jung SE, et al. Situs anomalies and gastrointestinal abnormalities［J］. J Pediatr Surg, 2006, 41(7): 1237-1242.

［2］Murakami S, Terakado M, Misumi M, et al. Situs inversus totalis with malignant lymphoma of the stomach: report of a case［J］. Surg Today, 2003, 33(7): 533-536.

［3］张银. 42 例儿童内脏转位临床特点分析［D］. 重庆:重庆医科大学, 2019.

［4］左帅, 马永薮, 高红桥, 等. 13 例腹腔内脏转位畸形合并腹部疾病的诊断与治疗［J］. 中华普通外科杂志, 2017, 32(7): 592-594.

［5］Oms LM, Badia JM. Laparoscopic cholecystectomy in situs inversus totalis: The importance of being left-handed［J］. Surg Endosc, 2003, 17(11): 1859-1861.

病例 18 环状混合痔嵌顿合并尿毒症

混合痔是指痔位于齿状线上下，表面同时为直肠黏膜和肛管皮肤所覆盖。若混合痔围绕直肠肛管一周，即称为环状混合痔，环状混合痔是混合痔未得到有效治疗，进而发展而成，是痔疮发展的最后阶段。本病最终需手术治疗。尿毒症是慢性肾衰竭的晚期阶段，由各种慢性肾病引发，因肾脏代谢功能异常，进而出现代谢产物潴留引起诸多症状。

一、病例介绍

患者，男，52岁，因"肛门有物脱出伴疼痛1周"收治入院。

既往史：尿毒症病史10年，定期行血液透析治疗。入院查体，患者步入病房，形体消瘦，面色黧黑，表情痛苦，精神不佳。

专科检查：取膝胸位，视诊可见肛门口山竹样环状混合痔脱出，伴嵌顿（病例18图1）。指诊：触痛（＋＋）。舌紫苔黄腻而干，脉细数。

入院诊断：中医诊断：混合痔、关格（湿热下注）。西医诊断：环状混合痔嵌顿、尿毒症。患者入院后行常规检查，血肌酐903 μmom/L、尿素19.54 μmom/L、总蛋白60 g/L、白蛋白33 g/L，手术指征明确，且我院肾病科为国家重点专科，能够满足术后透析等诸多条件。

2019年9月24日于全凭静脉麻醉下行环状混合痔分段横扎注射术、肛周药物注射封闭术、肛周常见疾病手术治疗。患者取截石位，常规消毒铺巾，待麻醉起效后，用组织钳轻轻牵拉3点位外痔顶部，使内痔充分暴露，从皮肤下静脉丛与括约肌层之间开始剥离，至齿线上0.3 cm，另取止血钳夹持已充分暴露的内痔基底部位，提起组织钳与止血钳，以10号线自止血钳下方，行内痔根部结扎，再用电刀于外痔边缘皮肤做弧形切口，进行横扎。以同样方法横扎7点、11点位其他痔核，配制芍倍注射液，于痔核静脉丛区域注射，活动点出血用结扎止血，渗血点用钳夹止血，指诊肛管无狭窄后，修整创缘，局部注射长效麻药，止血海绵压迫，放置排气管，并用塔形纱布填塞，宽胶布加压固定，术毕。术后30分钟后行无肝素血液透析，禁食水2小时后半流食。预防感染：予以抗生素静脉滴注。术后1日，创面无出血及渗出，无疼痛及水肿，行肛肠科换药。术后7日，坏死痔核开始脱落,无出血及渗出。术后10日,痔核完全脱落。术后14日,肉芽组织开始生长,术后30日,创面基本愈合(病例18图2)。指检:肛管通常,无狭窄。术后3个月、6个月随访未复发,肛门功能正常。

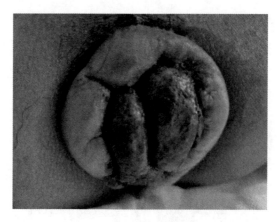

病例18 图1　环形混合痔术前

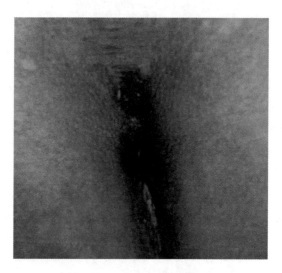

病例18 图2　环形混合痔术后30天

二、病例分析

环状混合痔是混合痔未得到有效治疗,进而发展,周围组织发生改变,肛垫下移脱出肛外,呈梅花状,更甚者伴有水肿、剧痛,甚至坏死,形成环状混合痔嵌顿[1]。该疾病是肛肠科难治病之一,目前以手术治疗为主[2]。

尿毒症是慢性肾衰竭的晚期阶段,由各种慢性肾病引发[3]。因肾脏代谢功能异常,进而出现代谢产物潴留引起诸多症状[4]。尿毒症属于中医"关格"疾病范畴,患者久病劳倦,肾精耗损,脾肾不能互滋,脾虚不运,肾虚不化,湿浊内停,郁而化热,湿热蕴结,湿热下注于大肠肛门,筋脉横解,肠澼为痔。

患者为两病混合发病,具有术后易出血、创面愈合缓慢、易感染等特点,尿毒症患者多见于中老年人常伴有营养不良、血糖过高、感染、高血压、出血等并发症[5-6]。血小板功能障碍是出血的原因之一,这可能是由于患者体内有大量代谢产物潴留,抑制了骨髓造血功能,引起血小板功能异常,或可能与脾功能亢进、局部感染、巨核细胞发育异常有关[7-8],常规的外剥内扎术或选择性痔上黏膜吻合术(tissue-selecting therapystapler,TST)术后出血几率增大,故采用本术式。

因患者肾功能不全,术中部分用药需要肾脏参与代谢,遂术后予以无肝素透析,促进药物代谢,同时避免因使用肝素导致术后出血。本例采取分段横扎及软化剂注射术,使横扎创面处于肛缘附近,既避免了患者肛门狭窄,愈合缓慢等问题,也便于随时观察创面情况;同时,大大减小了创面面积;术中出血量较少,术后患者疼痛感较轻,避免了因疼痛而引起的应激反应;软化剂注射也达到了使下移肛垫复位的目的。在术后恢复过程中,还需要适当补充蛋白质,定期行无肝素透析,避免出现代谢紊乱、术后出血等情况。

(黑龙江省中医药科学院:高柴升　孙　怡　彭作英)

参 考 文 献

[1] 赵文俊,汪庆明,胡峻,等.痔上黏膜缝扎结合内扎外剥术治疗环状重度脱垂性混合痔的临床观察[J].上海中医药大学学报,2020,34(2):37-40.

[2] 敬秀平,陈显韬.环状混合痔手术治疗研究进展[J].中国肛肠病杂志,2019,39(9):75-76.

[3] 叶美琴,吴一帆,罗粤铭,等.杨霓芝运用益气活血蠲毒法论治尿毒症经验[J].广州中医药大学学报,2019,36(5):742-745.

[4] 孙毅,尹强,尹东辉.尿毒症血液透析并发症中医治疗辨析[J].中国中医基础医学杂志,2017,23(9):1269-1271.

[5] 张勉之,张敏英,沈伟梁,等.慢性肾衰竭原发病的流行病学研究[J].中国慢性病预防与控制,2004,12(2):70-72.

[6] 李瑞果.慢性肾衰竭血液透析患者的流行病学调查分析[J].中国处方药,2015,13(5):112.

[7] 吴志美,袁建芬,苏敏.慢性肾衰竭患者止凝血功能的变化[J].检验医学与临床,2011,8(1):32-33.

[8] 龚天美,周瑾,齐惠,等.慢性肾衰竭患者心肌标志物、感染标志物和凝血功能的变化及意义[J].标记免疫分析与临床,2017,24(8):862-866.

病例 19　重症肌无力危象

肌无力危象（myasthenic crisis，MC）是重症肌无力（myasthenia gravis，MG）最严重的并发症，是 MG 主要的死亡原因。有 13.3% 的患者在诊断 MG 后的第一年或第二年内发生 MC[1]。多数学者认为胸腺切除后 MG 的远期效果良好，尤其 MG 伴发胸腺瘤是胸腺切除的绝对指征[2-4]。在 MG 病情稳定时行胸腺切除术，可减少、防止手术后肌无力危象的发生[2, 5-6]。目前，对于伴胸腺瘤 MG 在 MC 期间手术治疗的报道罕见。

一、病例介绍

患者，男，62 岁，因"右眼睑下垂 1 年半，复视 1 周，舌头僵硬、言语费力 1 天"，于 2017 年 7 月 16 日入院。

2016 年 1 月无明显诱因间断出现右眼睑下垂，晨轻暮重，休息后好转。2017 年 7 月 8 日出现视物成双，7 月 14 日出现舌头僵硬、言语不利。查体肌无力绝对评分 20 分，新斯的明试验可疑阳性。重复频率电刺激提示左面神经、左腋神经低频刺激波幅递减。抗乙酰胆碱受体抗体（AchR-Ab）2.514（<0.625）、抗连接素抗体（Titin-Ab）0.882（<0.472），抗兰尼碱受体钙释放通道抗体（RyR-Ab）0.846（<0.382），抗骨骼肌受体酪氨酸激酶抗体（Musk-Ab）0.099（<0.493）。胸部 CT 提示右前纵隔不规则软组织影，大小约 60 mm×64 mm×96 mm，其内密度均匀，肿块与邻近心包分界不清，增强扫描可见中度强化。诊断为重症肌无力 ⅡB 型、胸腺瘤。

重症肌无力诊断标准及分型[2]：具有 MG 典型临床特征，具备药理学特征和/或神经电生理学特征，可诊断为 MG。MG 患者在起病或治疗过程中突然出现呼吸肌严重受累，威胁患者生命，表现为呼吸无力或衰竭、低氧血症，需无创或有创呼吸机辅助呼吸，则诊断为 MC。胸腺瘤按照 WHO 组织学诊断标准分型[7]：A 型（髓质型）、AB 型（混合型）、B1 型（器官样型）、B2 型（皮质型）、B3 型（鳞状上皮样胸腺瘤）。肌无力严重程度判定标准采用许贤豪临床绝对评分法，疗效判定标准采用临床相对评分法[8]，患者在入院、治疗中、出院时进行临床绝对评分和相对评分。

入院后患者症状逐渐加重，表现为肌无力危象前状态，吞咽费力、呛咳、憋气。给予留置胃管、静脉注射丙种球蛋白（intravenous immunoglobulin，IVIG）0.4 g/（kg·d），连用5天。7月19日突然出现MC，咯痰费力，憋喘，呼吸困难，口唇发绀，肌无力绝对评分36分，立即给予经鼻气管插管呼吸机辅助呼吸。7月21日给予大剂量甲泼尼龙（meprednisone，MP）1 g冲击治疗，并每3天剂量减半。MP使用第3天肌无力症状开始加重，持续3天逐渐好转，但是患者呼吸肌无力症状无明显恢复、脱机困难。8月24日复查胸部CT提示纵隔包块较前缩小，约30 mm×32 mm×74 mm。此后给予血浆置换（plasma exchange，PE），再次IVIG冲击治疗，仍未能成功脱机。10月17日于胸腔镜下行胸腺扩大切除，术中见前上纵隔50 mm×30 mm×60 mm质硬包块，边界清，形态规则，包膜完整。将包块完整切除，清扫前纵隔脂肪组织。术后病理回报胸腺瘤B3型。术后患者症状开始好转，10月26日成功脱机。复查AchR-Ab 0.879、Titin-Ab 0.622、RyR-Ab 0.781、Musk-Ab 0.138。11月2日开始环磷酰胺（cyclophosphamide，CTX）序贯治疗[8]。2018年1月18日肌无力绝对评分5分，口服醋酸泼尼松5mg，1次/日，CTX累积剂量8.4 g，患者生活自理、留置胃管出院。

2018年8月6日复诊，CTX累积量19.6 g，肌无力绝对评分0分，复查胸部CT未见肿瘤转移或复发。2019年9月18日CTX总量30 g，肌无力绝对评分0，复查重复频率电刺激未见低频递减。2020年5月20日电话随访，患者肌无力症状未复发。胸腺瘤切除前后胸部CT资料见病例19图1。

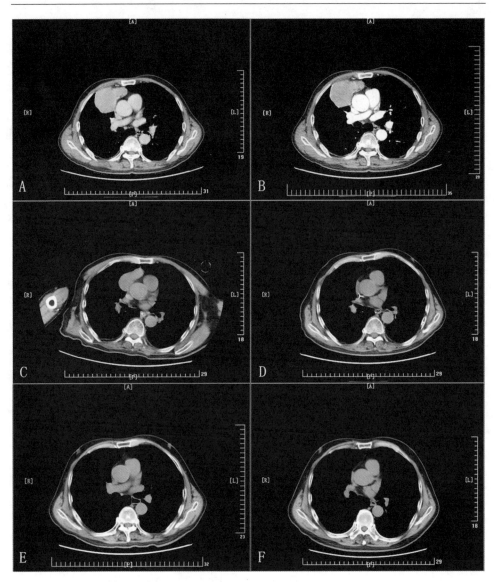

注：A. 术前右前纵隔不规则软组织影，大小约60 mm×64 mm×96 mm，其内密度均匀；B. 术前右前纵隔不规则软组织影增强扫描可见中度强化；C. 术前 MP 冲击后，胸腺瘤体积减小，大小约30 mm×32 mm×74 mm；D. 胸腺瘤切除术后1个月半；E. 胸腺瘤切除术后10个月；F. 胸腺瘤切除术后23个月

病例 19 图 1　患者治疗前后肺部 CT 影像表现

二、病例分析

胸腺异常介导 MG 的自身免疫过程，是 MG 患者的主要病因，手术可清除胸腺中导

致 B 细胞活化的 Th 细胞，去除 MG 相关抗体的重要来源，从而缓解 MG 症状，使患者获得较好的远期效果[9]。因此胸腺切除术被认为是治疗 MG 的重要方法，尤其是 MG 合并胸腺瘤时多主张手术切除[2, 5, 10]。胸腺切除是 MC 的诱因之一，术后肌无力危象发生率可达 3% ~30%[4, 9, 11, 12]，因此手术时机一般选择在病情稳定时进行。MC 是由于各种原因导致患者的呼吸肌严重无力，如不积极救治，其病死率可达 3% ~8%[13]。当患者出现 MC，需要积极给予呼吸支持，预防及控制感染、防治各种并发症，同时大剂量激素冲击、IVIG、PE 等免疫抑制治疗，使其快速缓解症状，尽快脱机，以减少肺部感染及插管相关性损伤的发生[2, 3, 14]。出现 MC 的患者，则建议胸腺切除手术推迟至 MC 症状缓解后进行[1, 6]。但是对于难治性 MC，经过以上治疗仍然不能脱机的手术时机选择及诊治经验，国内外鲜有报道。我们通过在 MC 期间进行胸腺瘤切除成功救治 1 例伴胸腺瘤的 MG 患者，此病例的救治经验可为广大医务工作者提供参考借鉴。

该病例 MC 持续 110 天，经过 2 次 IVIG、大剂量激素冲击、PE 后仍未能脱机，而在手术切除胸腺瘤后第 10 天成功脱机。经过 31 个月随访肌无力无复发，胸部 CT 未见胸腺瘤复发或转移。既往的治疗经验显示，重症肌无力症状的严重程度与 MC 的发生有关，Osserman 分型越晚的患者越容易发生危象，其中 ⅡB 型所占比例高达 45.95%[15-17]。46.3% 的 MG 伴胸腺瘤患者在病程中曾发生过 MC，相对于 A、AB 及 B1 型胸腺瘤，B2、B3 型胸腺瘤更易发生[11, 17]。此病例特点与上述研究结果一致。研究显示，72.44% 出现肌无力危象前状态的 MG 患者最终会发展为 MC，肌无力危象前状态的早期识别、积极救治对于避免 MC 的发生具有重要意义[9]。尽管我们及时甄别出肌无力危象前状态的发生，并积极治疗，但是该病例最终未能避免 MC 的发生。对于 MC 的治疗，首选 IVIG 或 PE 进行短期免疫治疗，通过迅速降低外周循环中 Ach-Ab 浓度、中和致病性抗体并减少自身抗体生成而改善症状[2,3,5]，两种治疗方法等效，可在 2 ~3 天后迅速改善症状，对于 IVIG 或 PE 治疗无效的患者可使用大剂量的糖皮质激素[3]。但是该病例使用以上治疗均无效，验证了伴胸腺瘤 B3 型的 MG 病情进展快、症状重、MC 发生比例高、救治困难的特点[11]。

糖皮质激素因其可阻滞突触前膜 Ach 释放，导致部分患者的症状在用药 1 周左右加重。该患者在激素冲击后的第 3 天症状加重，第 6 天达到了高峰，肌无力绝对评分 58 分，此后症状逐渐好转。虽然使用糖皮质激素一过性加重了肌无力症状，但是它的抗感染减轻水肿作用，使该病例的肿瘤暂时性缩小。糖皮质激素不仅通过抑制 B 细胞产生 AchR-Ab，促进突触前膜释放乙酰胆碱提高神经-肌肉接头处传递兴奋性，促使终板再生增加突触后膜 AchR 数目来减轻肌无力症状；还可以通过诱导 G_1 细胞周期停滞和上皮细胞凋亡，减少胸腺瘤的淋巴细胞数量，减轻炎性水肿，使肿瘤体积缩小，从而减小手术切除胸腺瘤的难度。各型胸腺瘤均表达高水平的糖皮质激素受体，对糖皮质激素治疗反应良好。与 AB 型或 B3 型相比，B1 型胸腺瘤对糖皮质激素治疗更敏感、肿瘤缩小程度更大[1]。此病例表明,激素不仅能使 B1 型胸腺瘤体积明显减小,对 B3 型有相同的效果。研究认为,糖皮质激素诱导的肿瘤缩小只是暂时的,一般持续数周[1]。该病例在使用激素后 1 个月胸部 CT 仍提示患者胸腺瘤体积较用药前明显减小,而在 2 个月后术中所见胸腺瘤体积较激素使用后明显增大。因此,不能依靠激素治疗后的肿瘤暂时性缩小,盲目的放弃手术治疗,从而延误治疗时机。完全切除胸腺瘤可以抑制胸腺瘤导致的自身反应性 T 细胞的产生,从而减轻症状、避免 MC 发生[4];另外,胸腺切除可能会增加药物治疗的敏感性,减少免疫抑制剂治疗剂量,对患者的后续治疗意义重大。既往对于胸腺瘤术后的放射治疗效果存在着一定的争议[11,18]。但是近年来的研究显示,MG 症状的加重可能与肿瘤复发或肿瘤残留有关[17],术后 1 个月内辅助放疗有助于控制术后 MG 症状,减少术后肌无力危象的发生率,提高长期生存率[18]。但是既往的经验提示,胸腺瘤切除术后 42.9%(12/28)的患者在放疗过程中肌无力症状加重[11]。考虑到该患者 MC 持续时间长,身体整体状况差,且胸腺瘤切除完整,为了避免再次危象的发生,术后未行放射治疗,其远期效果尚需要长期随访观察。虽然术后没有进行放射治疗,但是我们使用具有抗肿瘤和免疫抑制双重作用的 CTX 进行抗肿瘤和长期免疫抑制治疗。近年来,激素联合 CTX 治疗 MG 取得了不错的疗效。既往的研究结果显示,CTX 疗效与累积剂量相关,一般在 4~6 g 时起效,20.4 g 时有效率达 94%,国内 CTX 治疗伴胸腺瘤的 MG 的最大累积剂量为 30g,总有效率 100%,总治愈率 88.2%,其不良反应主要为白细胞减少和肝损害[8]。该患者使用环磷酰胺期间间断出现白细胞减低,最低 2.64×10^9/L,给予升白细胞治疗,如期完成累积量 30 g,随诊 31 个月未见肌无力症状复发、胸腺瘤复发或转移。

麻醉、创伤应激、术后气道管理和手术本身这些均可导致症状加重、诱发 MC 的发生。如果 MC 期间进行手术,无疑增加了 MC 的治疗难度,甚至预后不良。回顾文献,2004 年国内蒋耀光等[19]报道 6 例 MG 患者在危象期间手术切除胸腺,术后恢复良好,缩短了住院时间。2018 年日本报道 1 例 34 岁的伴 B1 型胸腺瘤的 MG 患者在使用激素第 3 天出现 MC,第 12 天人工通气下进行了正中胸骨切开术进行全胸腺切除,第 32 天呼吸功能恢复[1]。该案例提示,出现 MC 的胸腺瘤患者可以从胸腺瘤的切除中获益。相对于以上报道,该病例胸腺瘤体积更大,MC 持续时间更长,病情更重,治疗难度更大。该患者 MC 持续 110 天,分析原因:①患者的胸腺瘤分型差、肿瘤体积大,持续、高水平的抗原刺激,使肌无力症状难以缓解;②患者年龄大,长时间的人工辅助呼吸一方面导致相关性肺部感染症状难以控制;另一方面使得机体整体功能下降,患者心理负担增大,增加了治疗的难度;③传统观念使得治疗手段保守,延误了早期手术时机。

虽然对于 MC 期间胸腺切除能否获益,还存在着一定争议,但是该病例通过综合免疫治疗后,确实从胸腺瘤切除后取得了良好的治疗效果。一方面激素治疗后的胸腺瘤体积缩小,减轻了肿瘤组织周边的水肿、粘连,降低了手术的难度,使术者得以选择创伤小的胸腔镜进行手术，减少了术后并发症的发生，提高预后；另一方面，完整切除肿瘤，去除了 AchR-Ab 的发源地，术后患者 AchR-Ab 明显下降，去除了 AchR-Ab 的持续刺激，从而促进肌无力症状的恢复，成功脱离危象。但是，对于 MC 期间是否手术切除胸腺，需要结合每个患者的实际情况来综合评估，还需要扩大样本量进一步探索。

（火箭军特色医学中心：黄　玲　王佳楠　尹世敏）

参 考 文 献

［1］Onuki T, Ueda S, Otsu S, et al. Thymectomy during myasthenic crisis under artificial respiration［J］. Ann Thorac Cardiovasc Surg, 2019, 25(4)：215-218.

［2］中国免疫学会神经免疫学分会, 中华医学会神经病学分会神经免疫学组. 中国重症肌无力诊断和治疗指南 2015［J］. 中华神经科杂志, 2015, 11(48)：934-940.

［3］Gilhus NE, Verschuuren JJ. Myasthenia gravis：subgroup classification and therapeutic strategies［J］. Lancet Neurol, 2015, 14(10)：1023-1036.

［4］Li Y, Wang HY, Chen P, et al. Clinical outcome and predictive factors of postoperative myasthenic crisis in 173 thymomatous myasthenia gravis patients myasthenic crisis［J］. Int J Neurosci, 2018, 128(2)：103-109.

［5］Sanders DB, Wolfe GI, Benatar ME, et al. International consensus guidance for management of myasthenia gravis：Executive summary［J］. Neurology, 2016, 87(4)：1-7.

［6］Zhang JQ, Liu L, Wang GG, et al. Whether thymoma patients in myasthenia crisis could benefit from immediate resection of tumor compared with selective surgery after stabilization of MC［J］. Ann Thorac Cardiovasc Surg, 2019, 25(1)：64-65.

［7］Marx A, Strobel P, Badve SS, et al. ITMIG consensus statement on the use of the WHO histological classification of thymoma and thymic carcinoma：refined definitions, histological criteria, and reporting［J］. J Thorac Oncol, 2014, 9(5)：596-611.

［8］徐芳, 王磊, 黄玲, 等. 累积大剂量环磷酰胺治疗伴发胸腺瘤重症肌无力［J］. 实用医学杂志, 2019, 35(10)：1644-1647.

［9］欧昶毅, 冉昊, 邱力, 等. 127 例次重症肌无力患者危象前状态相关因素的分析［J］. 中华医学杂志, 2017, 97(37)：2884-2889.

［10］Wolfe GI, Kaminski HJ, Aban IB, et al. Randomized trial of thymectomy in myasthenia gravis［J］. N Engl J Med, 2016, 375(6)：511-522.

［11］黄玲, 王磊, 尹世敏, 等. 伴胸腺瘤的重症肌无 95 例临床分析［J］. 疑难病杂志, 2015, 14(8)：853-855.

［12］Kumar R. Myasthenia gravis and thymic neoplasms：a brief review［J］. World J Clin Cases, 2015, 3(12)：980-983.

［13］ Van Berkel MA, Twilla JD, England BS. Emergency department management of a myasthenia gravis pa-
tient with community-Acquired Pneumonia：Does initial antibiotic choice lead to cure or crisis? ［J］. J
Emerg Med, 2016, 50(2)：281-285.

［14］ Roper J, Fleming ME, Long B, et al. Myasthenia gravis and crisis：Evaluation and management in the e-
mergency department［J］. J Emerg Med, 2017, 53(6)：843-853.

［15］ 刘宇, 束余声. 胸腺切除术后发生肌无力危象危险因素 Meta 分析［J］. 中华胸心血管外科杂志,
2015, 31(11)：660-664.

［16］ 黄玲, 王磊, 徐芳, 等. 74 例重症肌无力危象的临床分析［J］. 神经疾病与精神卫生疾病, 2019,
19(5)：477-481.

［17］ Kato T,Kawaguchi K,Fukui T,et al. Risk factors for the exacerbation of myasthenic symptoms after surgical
therapy for myasthenia gravis and thymoma［J］. Semin Thorac Cardiovasc Surg,2020,32(2)：378-385.

［18］ Lu CF, Yu L, Jing Y, et al. Value of adjuvant radiotherapy for thymoma with myasthenia gravis after ex-
tended thymectomy［J］. Chin Med J(Engl), 2018, 131(8)：927-932.

［19］ 蒋耀光, 王如文, 赵云平, 等. 重症肌无力胸腺切除 236 例分析［J］. 中国胸心血管外科临床杂,
2004, 11(1)：32-34.

病例 20　紫色尿袋综合征

紫色尿袋综合征(purple urine bag syndrome, PUBS)(病例 20 图 1)是指长期留置尿管后尿管、尿袋出现紫色的色素沉淀，尿液变紫是由肠源性吲哚代谢终产物靛蓝和靛玉红混合而成的。此病在临床上并不常见，自 1978 年第一例报道后，国外已有较多报道，但通过文献搜索发现国内只有寥寥数例。

一、病例介绍

患者，女，85 岁，因"左侧肢体乏力 1 年余"于 2019 年 1 月 24 日入院。

患者 2017 年 8 月因下肢乏力跌倒后入院诊治，明确诊断为急性脑梗死，经治疗后遗留言语不清，左侧肢体乏力(左侧肌力Ⅲ级，右侧正常)等。其后辗转多家医院行康复治疗，长期留置导尿管。入院见患者神清，精神疲倦，左侧肢体乏力，时有烦躁叫嚷，纳差，睡眠作息不规律，留置尿管固定在位，引流出黄色澄清尿液，大便开塞露维持下 1~2 天一次。予舒乐宁会阴抹洗(隔天 1 次)、呋喃西林膀胱冲洗(隔天 1 次)、更换尿管与尿袋(入院第 1 天，此后每周 1 次)等护理，治疗上予常规抗血小板聚集、控制血压、调脂稳斑、改善认知、辅助睡眠等。1 月 25 日尿组合检查：pH 7.0、隐血(+)、尿白细胞脂酶(+ + +)、亚硝酸盐阳性、红细胞数 35 个/μl、白细胞数 552 个/μl、白细胞数(HP)99.28HPF、红细胞数(HP)6.29 HPF；血分析未见明显异常，患者诉无尿频尿急尿痛等，因老年人尿道刺激症状可不典型，所以仍考虑存在尿路感染，予尿感宁颗粒利尿通淋(5 g，口服，3 次/日)。1 月 29 日复查尿组合检查：pH 7.0、隐血(+)、尿白细胞脂酶(+)、尿蛋白(+)、亚硝酸盐阳性、红细胞数 9 个/μl、白细胞数 84 个/μl、白细胞数(HP)15.11 HPF、红细胞数(HP)1.62 HPF。2 月 3 日查房见尿袋尿液颜色呈紫红色，导管及尿袋中未见明显絮状物沉积(病例 20 图 1)，查体见患者生命体征平稳，会阴部无特殊分泌物及异味，复查尿组合：pH 9.0、尿蛋白(+ + +)、亚硝酸盐阳性、余未见异常；生化、血分析未见异常。诊断 PUBS，予改呋喃西林膀胱冲洗为 1 次/日，继续服用尿感宁颗粒(5 g，口服，3 次/日)。2 月 4 日更换尿袋后尿液转为澄清黄色，未再变紫。遗憾的是，在本次诊疗过程中，主管医师及科室人员因首次接触紫色尿液，而且当天实验室检查未提示脓尿及炎性反应，遂未能及时取中段尿行细菌培养及进一步检查。

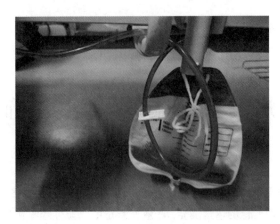

病例 20 图 1　紫色尿袋综合征尿液颜色改变

二、病例分析

紫色尿袋综合征(PUBS)是指留置导尿管的患者尿液呈现紫色,最早在 1978 年被发现[1]。有报道称,长期导尿患者的患病率为 8.3% ~ 16.7%[2-4],另有一项在老年医院进行的研究结果显示,27% 的老年痴呆和慢性导尿患者发生了 PUB[5]。然而,综合目前文献统计而言,该病在世界范围内仍属罕见。

紫色尿袋综合征与色氨酸摄入及尿路感染有关[6]。其发生机制首先是肠道细菌如奇异变形杆菌将摄入的色氨酸代谢为吲哚,吸收入门静脉的吲哚进一步在肝脏转化为具有肾毒性和心脏毒性的硫酸吲哚酯。在泌尿道中,细菌产生的硫酸酯酶和/或磷酸酶将其代谢为吲哚氧基,其通过氧化反应转化为靛蓝和靛玉红,两者结合并与含有聚氯乙烯(PVC)的塑料发生反应,最终呈现紫色尿液。有文献指出,如果没有靛蓝、靛玉红和 PVC 袋之间的这种反应,尿液可能是深褐色或浑浊的[7-9]。

研究指出,女性、便秘、尿路感染、痴呆、碱性尿、留置导管的慢性导尿、肾衰竭和高尿细菌数与 PUBS 有关。女性患者由于尿道较短且接近肛门更容易发生细菌感染。慢性便秘和肠梗阻由于导致肠道蠕动减少,引起肠道细菌过度生长并增加了细菌分解色氨酸时间,最终导致尿液中靛蓝和靛玉红含量升高。而碱性尿可能通过促进尿道中的吲哚氧化[10]和尿液在导管和尿袋中的色素沉淀起作用[8],虽然也有报道指出酸性尿液也可导致 PUBS[11]。由于长期卧床、自我保健和卫生条件差,患有阿尔茨海默病或其他痴呆症是 PUBS 可能的危险因素[12]。在一项针对台湾患者的小型队列研究中,慢性肾衰竭(CKD)被证实是 PUBS 的危险因素。原因是接受透析的尿毒症患者中,与血清白蛋白结合的硫酸吲哚酯(IS)难以通过透析排除,从而导致了 IS 的血清和尿液浓度增加[13]。PUBS 被认为尿路感染(UTI)的存在[14]。一项病例对照研究报道,PUBS 患者尿液中的细菌计数显著高于(1 ~ 2 个对数)未患有该综合征的患者[15]。这表明,除上述因素外,尿液中较高的细菌负荷是影响 PUBS 发展的重要因素。需要指出的是，尿路感染并非必须是症状性菌尿，基于紫色尿液的形成原理，每个患有 PUBS 的患者都应该存在菌尿，对于无临床症状和体征的患者，应该诊断为无症状性菌尿（ASB）[16-17]。在患者中段尿中常见培养出的菌属，包括铜绿假单胞菌、奇异变形杆菌、肺炎克雷伯菌、摩根氏菌、肠杆菌属等[18]。

　　本例患者为女性，长期卧床及留置尿管，入院时存在脓尿、亚硝酸盐阳性，平素饮食减少及欠规律，肠道蠕动功能欠佳（开塞露辅助排便），考虑上述因素综合作用导致本次紫色尿袋综合征。2 月 3 日复查尿常规已无脓尿及血尿，结合患者当时血常规及临床表现，诊断症状性尿感证据不充分，但亚硝酸盐阳性（尽管未行细菌培养），提示可能存在无症状性菌尿（ASB）。治疗上予中成药尿感宁口服 + 呋喃西林膀胱冲洗，治疗后期尿组合检查基本恢复正常，紫色尿液消失。

　　需要指出的是，PUBS 几乎在所有情况下都是良性、无害和无症状的。但因其发病罕见，不为临床医护人员和家属所认识，临床工作上便可能引起不必要的忧虑和担心。老年病学家、医护人员应提高对此表现的认识，并做出合理处理。适当的营养管理、改善便秘、改善个人卫生、勤换尿袋对于预防 PUBS 至关重要，建议根据药敏试验选用抗生素，如果感染较重，则可首先予经验性抗菌药物治疗，如果是无症状性菌尿，则不建议抗菌治疗，以免增加耐药性[19]。中医中药在治疗尿路感染有着丰富的经验，其归属于淋症范畴，治疗多以清热利湿为法，根据证型兼以排石、止血、分清泌浊、健脾益肾等，中药选用滑石、车前子、木通、小蓟、生地、石苇、海金沙、萆薢……亦可予相应功效的中成药，临床上辨证施治，多获良效。

（中山陈星海医院肿瘤科：古艳湘）
（广州中医药大学第一附属医院老年病科：刘健红）

参 考 文 献

[1] Barlow GB, Dickson JA. Purple urine bags[J]. Lancet, 1978, 311(8057)：220-221.

[2] Dealler SF, Hawkey PM, Millar MR. Enzymatic degradation of urinary indoxyl sulfate by Providencia stuartii and Klebsiella pneumoniae causes the purple urine bag syndrome[J]. J Clin Microbiol, 1988, 26(10)：2152-2156.

[3] Su FH, Chung SY, Chen MH, et al. Case analysis of purple urine-bag syndrome at a long-term care service in a community hospital[J]. Chang Gung Med J, 2005, 28(9)：636-642.

[4] Shiao CC, Weng CY, Chuang JC, et al. Purple urine bag syndrome：a community- based study and literature review[J]. Nephrology(Carlton), 2008, 13(7)：554-559.

［5］ Ga H, Park KH, Choi GD, et al. Purple urine bag syndrome in geriatric wards: two faces of a coin［J］. J Am Geriatr Soc, 2007, 55(10): 1676-1678.

［6］ Yang HW, Su YJ. Purple Urine Bag Syndrome in the Elderly ［J］. International Journal of Gerontology, 2018.

［7］ Karray O, Batti R, Talbi E, et al. Purple urine bag syndrome, a disturbing urine discoloration［J］. Urol Case Rep, 2018, 20: 57-59.

［8］ Hadano Y, Shimizu T, Takada S, et al. An update on purple urine bag syndrome［J］. Int J Gen Med, 2012, 5: 707-710.

［9］ Umeki S. Purple urine bag syndrome (PUBS) associated with strong alkaline urine［J］. Kansenshogaku Zasshi, 1993, 67(12): 1172-1177.

［10］ Peters P, Merlo J, Beech N, et al. The purple urine bag syndrome: a visually striking side effect of highly alkaline urinary tract infection［J］. Can Urol assoc J, 2011, 5(4): 233-234.

［11］ Su FH, Chung SY, Chen MH, et al. Case analysis of purple urine-bag syndrome at a long-term care service in a community hospital［J］. Chang Gung Med J, 2005, 28(9): 636-641.

［12］ Yang CJ, Lu PL, Chen TC, et al. Chronic kidney disease is a potential risk factor for the development of purple urine bag syndrome［J］. J Am Geriatr Soc, 2009, 57(10): 1937-1938.

［13］ Su YJ , Yang HW. Risk factors of mortality in patients with purple urine bag syndrome［J］. Journal of Drug Assessment,2019,8(1):21-24.

［14］ Mantani N, Ochiai H, Imanishi N, et al. A case-control study of purple urine bag syndrome in geriatric wards［J］. J Infect Chemother, 2003, 9(1):53-57.

［15］ Yang HW, Su YJ. Trends in the epidemiology of purple urine bag syndrome: A systematic review［J］ . Biomedical Reports, 2018, 8(3): 249-256.

［16］ Peng TC, Wang CC, Chan JYH, et al. Analysis of Risk Factors in Elderly Patients with Purple Urine Bag Syndrome: A Retrospective Analysis in a Medical Center in Northern Taiwan［J］. J Med Sci , 2014, 34 (3): 110-114.

［17］ Balmes MB, Dela Cruz RS, Zabat GMA. Purple Urine Bag Syndrome［J］. The Philippine Journal of Nephrology, 2018, 26: 14-17.

［18］ Worku DA. An unusual but important manifestation of urinary tract infection［J］. Sage Open Medical Case Reports, 2019, 7: 1-4.

病例 21 隐匿性股骨颈骨折

多发伤多见于车祸及高空坠落等高能量损伤,患者病情重、伤情复杂,临床诊断治疗较困难,容易漏诊。本例患者为左锁骨骨折、左股骨干骨折,多发外伤,术后发现漏诊左股骨颈基底部骨折,给以再次手术更换内固定物,增加了患者的痛苦及住院费用。

一、病例介绍

患者,男,42岁,以"房顶坠落伤及左肩、左下肢肿痛、出血、活动受限约3小时"为主诉,急诊入院。

体格检查:左肩锁骨区皮肤隆起,肿胀、压痛明显,可及骨擦音、骨擦感,触及骨折征,左肩关节活动受限,左上肢皮肤感觉正常存在,左桡动脉搏动可触及,手指活动灵活;左大腿中段外侧可见一约5cm斜形伤口,伤口裂开,皮缘糜烂失活,深达肌肉,部分股外侧肌损伤,污染较重,未见骨质外露,离伤口近心端约4cm处可触及骨擦音,骨擦感,触及骨折征;左膝关节前方髌下可见一约3cm长斜形伤口,伤口裂开,深达筋膜,伤口潜行剥脱至髌骨,左下肢活动受限,左足背动脉搏动良好,末梢血运、感觉及足趾活动正常。

辅助X线检查示:①左锁骨骨折;②左股骨干骨折,股骨颈未见明显骨折线(病例21图1),未行双髋关节CT检查。

入院诊断:①股骨干骨折(左中段开放性?);②锁骨骨折(左中段);③左下肢开放伤。急诊行伤口清创缝合后收入院择期手术治疗。调整患者身体状况,加强围术期管理,待无明显手术禁忌证,择期行左股骨干骨折闭合复位交锁髓内钉内固定+左锁骨骨折切开复位内固定术,术中透视两处骨折位置良好,左股骨颈未见骨折线。返回病房后,复查患肢X线:锁骨骨折位置良好;发现左股骨颈基底部骨折(病例21图2)。向患者交代病情后,非计划再手术,更换为重建钉,固定左股骨颈基底及左股骨干骨折,术后复查X线检查,见骨折端位置良好(病例21图3);术后约2个月再次复查,左股骨干断端可见明显骨痂形成,左股骨颈骨折线模糊;左锁骨骨折端位置良好(病例21图4)。后患者未再在我院复查,电话随访自诉恢复尚可。

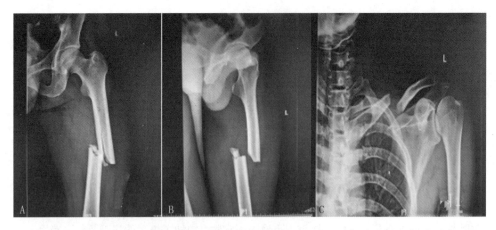

病例 21 图 1　患者左股骨干骨折,股骨颈未见明显骨折线;左锁骨骨折

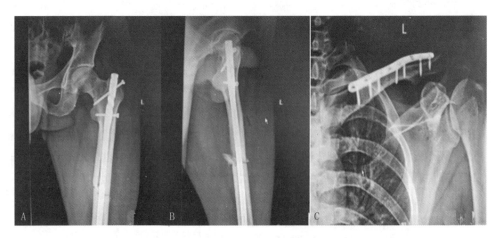

病例 21 图 2　患者股骨干位置良好,发现左股骨颈基底部骨折;左锁骨骨折位置良好

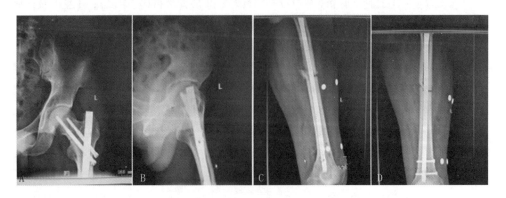

病例 21 图 3　患者更换重建钉后,股骨颈基底及股骨干部骨折位置良好

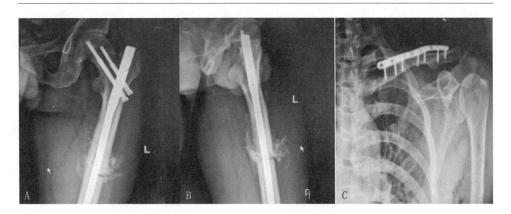

注：图 A、图 B：可见明显骨痂形成，左股骨颈骨折线模糊；图 C：左锁骨骨折端位置良好

病例 21 图 4　术后 2 个月复查左股骨干断端

二、病例分析

本病例术前左股骨颈未见明显骨折线，病情隐匿，回顾性分析可能造成漏诊的原因，考虑如下：①患者入院时全身多发损伤，病情较重，其他部位损伤严重，干扰掩盖了患者的主观感受致漏诊；②股骨干骨折合并同侧股骨颈骨折临床上比较少见，约占股骨骨折的 4%～6%[1]，临床医师对此方面知识欠缺，未在术前筛查双髋关节 CT 而漏诊；临床医师应该提高对此类疾病的认识，考虑到股骨干骨折合并股骨颈损伤的可能性[2]；③临床医师过度依赖辅助检查，对于危重患者未仔细"从头到脚"查体，忽略了体格检查的重要性；④X 线检查虽然是骨科检查项目，但 X 线存在自身的局限性，不能发现所有的损伤，尤其是隐匿骨折[3]，必要时仍需 CT 及 MR 检查[4-6]，而本例患者考虑为股骨颈隐匿性骨折，漏诊几率更高，甚至 100%[7]。无论何种原因漏诊，首先应从自身看起，加强责任心和自身的知识储备，修炼"内功"，重视体格检查在临床工作中的重要性，对危重患者怀疑可能存在隐匿性骨折或其他特殊类型骨折时，重视 CT 及 MR 检查，尽量不要漏诊任何损伤。

（河北省定州市人民医院骨一科：冯立卫　彭亮　赵树勇　孙同伟　马三辉）

参 考 文 献

[1] Bennett FS, Zinar DM, Kilgus DJ. Ipsilateral hip and femoral shaft fractures [J]. Clin Orthop Relat Res, 1993, 296(2): 168-177.

[2] 马健超, 陈皓, 赵贺, 等. 股骨干骨折合并同侧股骨颈骨折 35 例[J]. 中国老年学杂志, 2014, 34

(15): 4378-4379.

[3] Douša P, Bartoníček J, Luňáček L, et al. Ipsilateral fractures of the femoral neck, shaft and distal end: long-term outcome of five cases[J]. Int Orthop, 2011, 35(7): 1083-1088.

[4] 翟建国, 周硕霞, 王晨霖, 等. 股骨干骨折合并同侧隐性股骨颈骨折12例漏诊病倒报告[J]. 中医正骨, 2008, 20(12): 46.

[5] Yang KH, Han DY, Park HW, et al. Fracture of the ipsilateral neck of the femur in shaft nailing[J]. J Bone Joint Surg Br, 1998, 7(6): 673-678.

[6] Tornetta P, Kain MS, Creevy WR. Diagnosis of femoral neck fractures in patients with a femoral shaft fracture. Improvement with a standard protocol[J]. J Bone Joint Surg(Am), 2007, 89(1): 39-43.

[7] 何荣, 蒋俊威. 股骨颈隐匿型骨折12例报告[J]. 中国矫形外杂志, 2007, 15(10): 799.

病例 22　甲状腺偏侧缺如症伴喉不返神经

甲状腺偏侧缺如症是一种十分罕见的甲状腺发育不全，是一种先天性疾病，发病率较低，国内文献报道极少，国外报道也不多。甲状腺偏侧缺如症的男女比例为3∶1，左叶缺如多于右叶，比例为4∶1。通常左叶缺如占68%～80%，而喉不返神经也是一种罕见的解剖变异，右侧发病率为0.3%～1.6%，左侧发病率约为0.04%，而两者同时存在的发病率更加罕见。

一、病例介绍

患者，女，40岁，主因"体检发现右侧甲状腺结节5天"入院。

入院查体：心肺未见异常，颈部未见瘢痕，未见颈静脉怒张，气管居中，右侧颈部分别可触及约 1.5 cm×0.8 cm 和 1.0 cm×0.5 cm 大小结节，质韧，无波动感，表面光滑，边界清楚，无压痛，可随吞咽上下活动，左颈前区触诊空虚，嘱患者做吞咽动作仍触诊空虚，右侧甲状腺未及震颤、未闻血管杂音，双侧颈前、颌下未触及肿大淋巴结。

甲状腺B超示：甲状腺右叶约 5.1 cm×2.4 cm×1.9 cm，彩色血流信号稀疏，内可见多个低回声及极低回声区，较大的约 1.2 cm×0.6 cm、1.0 cm×0.7 cm，边界尚清，内部回声欠均匀，部分内见点状强回声，后伴彗星尾征。甲状腺左叶及峡部未探及到，双侧颈部未见肿大淋巴结。实验室检查：TH、TT_3、TT_4、FT_3、FT_4、TSH 均正常。

完善相关术前检查，行手术治疗，术中探查见右侧甲状腺结节较硬，恶性肿瘤不排除，行右侧甲状腺全切术，冰冻病理及石蜡切片均证实为：右侧结节性甲状腺肿伴腺瘤形成。术中喉返神经探查所见右侧为喉不返神经，从迷走神经甲状腺中部水平发出（病例22图1），左侧甲状腺缺如（病例22图2）。术后甲状腺核素扫描：右叶切除术后，左叶未见，锥体显影。颈部血管增强CT示：右侧锁骨下动脉异位至主动脉弓降部（病例22图3）。术后患者恢复好，无声音嘶哑、饮水呛咳、手足麻木等并发症。术后一周复查TH、TT_3、FT_4 降低，TSH升高，考虑甲状腺功能减退，给予左甲状腺素片 50 μg 口服，每日1次，坚持随访3个月，TH、TT_3、TT_4、FT_3、FT_4、TSH 均正常。

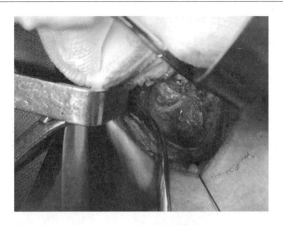

病例 22 图 1　右侧喉不返神经显示

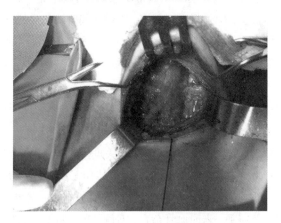

病例 22 图 2　左侧甲状腺缺如

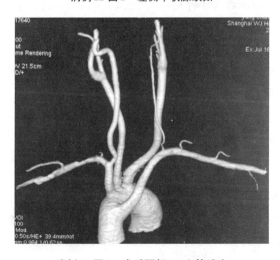

病例 22 图 3　术后颈部 CT 血管重建

二、病例分析

甲状腺偏侧缺如症是一种十分罕见的甲状腺发育不全，是一种先天性疾病，发病率较低，国内文献报道极少，国外报道也较少。该病由 Handfield-Jones 在 1866 年第一次报道[1]。Karabay 等[2]在 2003 年统计报道全球大约有 270 例，2005 年 Aslaner 等[3]的统计为 275 例。甲状腺偏侧缺如症的男女比例为 3:1，左叶缺如多于右叶，比例为 4:1[4,5]。通常左叶缺如占 68% ～ 80%[6]，而喉不返神经也是一种罕见的解剖变异，右侧发病率为 0.3% ～ 1.6%，左侧发病率约为 0.04%[7]，而两者同时存在的发病率更加罕见，笔者检索国内的个案报道也是极少。

超声为甲状腺偏侧缺如症的重要辅助诊断，如术前超声考虑为甲状腺偏侧缺如症，有条件者应结合其他检查除外异位甲状腺等疾病。如健侧甲状腺伴有占位，有条件者应行细针穿刺涂片活检，以除外甲状腺恶性肿瘤。对健侧甲状腺应严格掌握手术指征，过多切除甲状腺术后必然出现低甲状腺功能，患者将长期服用甲状腺素片。若必须手术治疗，则术中应尽量多的保留正常的甲状腺组织以及加强对甲状旁腺的保护，并且术后应建立长期随访机制，如随访中发现甲状腺功能减退，则尽早给予甲状腺素片制剂口服，以补充甲状腺激素。

喉不返神经临床非常罕见，发现较为困难，即使是具有丰富临床经验的高年资医师也有可能损伤喉不返神经。对此笔者认为应注意以下两点：①手术时应有喉不返神经存在的观念；②手术中应仔细解剖喉返神经走行，笔者认为环甲角喉返神经入喉区处，位置较为恒定，相对表浅，容易确认，可作为寻找喉返神经的标记。如术中探查正常解剖位置未能发现喉返神经时应高度警惕，对于右侧出现喉返神经缺如时更应该考虑到发生喉不返神经的可能。

（中国人民武装警察部队上海市总队医院外二科：王　赭　卢　斌）

（上海市宝山区大场医院普外科：陈　勇）

参 考 文 献

[1] Sari O，Ciftci I，Toru M，et al. Thyroid Hemiagenesis[J]. Clinical Nuclear Medicine, 2000, 25(10)：766-768.

[2] Karabay N，Comlekci A，Canda MS，et al. Thyroid Hemiagenesis with Multinodular Goiter: A Case Report and Review of the Literature[J]. Endocrine Journal, 2003, 50(4)：409-413.

[3] Aslaner A，Aydin M，Ozdere A. Multinodular Goitre with Thyroid Hemiagenesis: A Case Report and Review of the Literature[J]. Actachirbelg, 2005, 105(5)：528-530.

［4］ Kocakusak A, Akinci M, Arikan S, et al. Left thyroid lobe hemiagenesis with hyperthyroidism: report of a case［J］. Surg Today, 2004, 34(5): 437-439.

［5］ Tiwari PK, Baxi M, Baxi J, et al. Right- sided hemiagenesis of the thyroid lobe and isthmus: A case report［J］. Indian J Radiol Imaging, 2008, 18(4): 313-315.

［6］ Melnick JC, Stemkowski PE. Thyroid hemiagenesis (hockey stick sign): a review of the world literature and report of four cases［J］. J Clin Endocrinol Metab, 1981, 52(2): 247-251.

［7］ Toniato A, Mazzarotto R, Piotto A, et al. Identification of the nonrecurrent laryngeal nerve during thyroid surgery: 20-year experience［J］. World J Surg, 2004, 28(7): 659-661.

病例 23　甲状腺乳头状癌合并髓样癌

甲状腺癌是一种最常见的内分泌恶性肿瘤，占恶性肿瘤的 1%～5%，多发于女性，近年来甲状腺癌的发病率呈上升趋势[1]。由于乳头状癌与髓样癌的细胞学来源和组织形态学不同，甲状腺乳头状癌与髓样癌同时发生比较少见，本研究报道了 1 例甲状腺乳头状癌合并髓样癌患者并结合文献复习。

一、病例介绍

患者，男，56 岁，因"体检提示血清癌胚抗原(CEA)升高"于 2017 年 10 月 12 日收治入院。

查体：体温 36.5 ℃，脉搏 78 次/min，呼吸 18 次/min，血压 130/80 mmHg。全身浅表淋巴结无异常肿大，颈软，气管居中，甲状腺无肿大。

入院后完善相关检查：颈部增强 CT 示甲状腺左侧叶、峡部结节，颈部多发增大淋巴结；甲状腺彩色超声：甲状腺双侧叶低回声不均质团、甲状腺双侧叶囊实性包块、甲状腺峡部囊性包块(病例 23 图 1)，其余部位检测均无明显异常；血清 CEA 71.86 ng/ml、降钙素(CT)4456.92 ng/ml(正常范围：0～9 ng/ml)。患者于 2017 年 10 月 28 日在全麻下行"双侧甲状腺全切除术＋双侧颈部淋巴结清扫术"。术后病理诊断：甲状腺左叶乳头状微小癌，甲状腺右叶髓样癌(病例 23 图 2)。免疫组化：左叶：Calciyonin(＋)、TIF1(＋)、BRAF(＋)、TG(＋)，右叶：Calciyonin(＋)、TIF1(＋)、TG(－)、KI67(1%)(病例 23 图 3)。术后 1 周 CT 为 55.25 ng/ml，1 个月后复查 CT 为 49.36 ng/ml、3 个月后复查 CT 53.7 ng/ml，2019 年 11 月 12 日复查 CT 为 8.15 ng/ml，血清促甲状腺素56.11 μIU/ml。

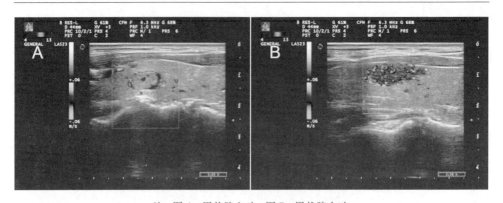

注：图 A：甲状腺左叶；图 B：甲状腺右叶

病例 23 图 1　甲状腺乳头状癌合并髓样癌超声表现

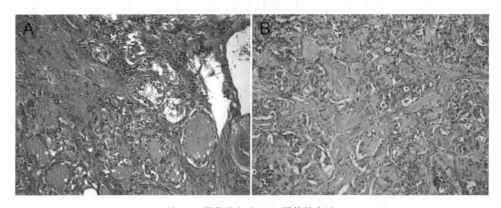

注：A. 甲状腺左叶；B. 甲状腺右叶

病例 23 图 2　甲状腺乳头状癌合并髓样癌组织形态学变化(HE 染色，×200)

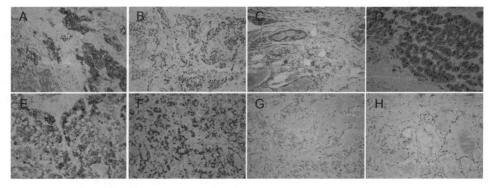

注：A~D. 甲状腺左叶；E~H. 甲状腺右叶。A. Calciyonin(+)；B. TIF1(+)；C. BRAF (+)；D. TG(+)；E. Calciyonin (+)；F. TIF1(+)；G. TG(-)；H. KI67(-)

病例 23 图 3　甲状腺乳头状癌合并髓样癌组织免疫组化结果(免疫组化，×200)

二、病例分析

甲状腺癌常无明显临床症状，大多患者因其他疾病就诊或体检时筛查出来，部分患者可能因非特异症状如声音嘶哑、呼吸或吞咽困难等或者无意间扪及颈部包块就诊，故常导致延迟诊治，甚至误诊误治。因此，甲状腺癌的早期诊断对治疗和预后具有重要意义。

根据美国甲状腺协会最新发布的《2015 版指南》明确建议：对于临床进展期疾病包括原发病灶侵犯广、有多发或大块淋巴结转移的患者，应该行增强 CT 或 MR 检查来补充超声检查结果[2]。陈立波等[3]明确指出：如超声发现局部恶性或可疑恶性病灶，应加做颈部增强 CT 检查。在本病例中，患者 CEA 升高，甲状腺功能 8 项均正常，仅降钙素明显升高，结合其各项辅助检查结果及影像图像，临床考虑诊断为甲状腺癌。

目前，外科治疗是治疗甲状腺癌患者最重要的手段。甲状腺癌手术前应进行系统评估，其中主要是针对转移病灶的评估。《2015 版指南》指出临床上有明确的淋巴结转移（cN1）或远处转移（cM1）者应行腺体全切或近全切[2]。颈侧区淋巴结清扫范围一直存有争议。但最近学者研究认为，对于无周围重要结构侵犯的局部持续/复发及转移，颈侧区淋巴结清扫范围一般包括Ⅱ、Ⅲ、Ⅳ、Ⅴ区或其中 1~2 个区域[3]。为了规范手术范围和手术方式还需要结合术中快速病理切片，制定精准的手术方案，尽可能减少术后肿瘤复发和并发症。此外，超声、甲状腺球蛋白及血清降钙素水平的系列监测对疾病预后评估具有重要意义[3-4]。

综上所述，此病的诊断需结合影像学、血清肿瘤标志物和组织病理学等综合分析，特别是部分起病隐匿、无明显临床表现的容易导致误诊、漏诊。因此，笔者通过报道 1 例甲状腺乳头状癌合并髓样癌，希望在临床的诊断和治疗中能够为临床医生提供一定的理论支持。

（南京医科大学第二附属医院核医学科：李波　许小飞）

（南京中医药大学附属南京医院/南京市第二医院放疗科：王海玉）

参 考 文 献

[1] Pellegriti G, Frasca F, Regalbuto C, et al. Worldwide increasing incidence of thyroid cancer: update on epidemiology and risk factors[J]. J Cancer Epidemiol, 2013, 2013: 965212.

[2] Haugen BR, Alexander EK, Bible KC, et al. 2015 American Thyroid Association management guidelines for adult patients with thyroid nodules and differentiated thyroid cancer: the American Thyroid Association guidelines task force on thyroid nodules and differentiated thyroid cancer[J]. Thyroid, 2016, 26(1):

1-133.

[3] 陈立波，丁勇，关海霞，等．中国临床肿瘤学会(CSCO)持续╱复发及转移性分化型甲状腺癌诊疗指南2019[J]．肿瘤预防与治疗，2019，32(12)：1051-1080.

[4] 高云飞，邓维叶，陈艳峰，等．甲状腺髓样癌预后相关因素分析[J]．中国实用外科杂志，2015，35(9)：996-1000.

病例 24　足月妊娠合并巨大肠系膜纤维瘤病

肠系膜纤维瘤病是一种原发性肠系膜肿瘤，是发生于肠系膜的少见疾病，可发生于各年龄阶段。一般无明显自觉症状，较大的肿块可于腹部扪及，少数可有腹痛、呕血、便秘、肠梗阻等症状，极少数患者有进行性消瘦或发热。它是纤维母细胞克隆增殖性病变，容易发生局部浸润，不会发生远处增殖转移，但复发率高。

一、病例介绍

患者，女，33 岁，因"停经 36^{+3} 周，子宫肌瘤、不规律宫缩 1 天入院"。

该患者自述孕 3 个月余行孕检，B 超提示腹部有一包块大小 15.0 cm×12.0 cm×10.0 cm，考虑不除外子宫肌瘤，因无自觉症状，未进一步诊治，孕 8 个月时该患者就诊于我院门诊行产检。产科彩色超声提示：左上腹部见实性低回声 15.5 cm×12.0 cm，考虑不除外子宫肌瘤，孕 36^{+1} 周时因患者自觉出现不规律宫缩 1 天收入院，入院查体未见明显异常。初步诊断：孕 4 产 0，孕 36^{+3} 周纵产式，LOA，待产，子宫肌瘤？妊娠合并甲状腺功能减退。入院完善相关检查，排除手术禁忌，于 2019 年 3 月 12 日在腰-硬联合麻醉下，以 LOA 位分娩一女婴，发育营养正常，Apgar 评分 1 分钟 9 分，5 分钟 10 分。因该患者术前多次彩色超声提示不除外子宫肌瘤，缝合子宫后仔细探查子宫、双附件无异常，腹腔内发现 50 ml 乳糜性腹水，继续探查发现左上腹部脾下有一巨大囊实性肿瘤，表面光滑，无破裂，与肠管关系密切，改为全麻，并请普外科会诊，延长刀口至剑突下，逐层分清解剖结构，探查肿物大小约 15.0 cm×10.0 cm×8.0 cm，位于小肠系膜内，肿物活动度差，质地韧，几乎累及整个肠系膜上动脉走行区；肿物上方未侵犯横结肠系膜，但肠管紧贴肿物走形，肠系膜挛缩，且十二指肠升部、Treitz 韧带及近端空肠与肿物关系密切，肿物后方、左侧与左半结肠系膜关系密切，但肠系膜下血管未见明显受累；肿物右侧未侵犯结肠系膜，但回结肠动脉近端位于肿物内，回结肠动脉远端近系膜处部分游离，末端约 100 cm 回肠活动尚可，行小肠大部分切除，胃造瘘术，空肠造瘘术，术中输血，红细胞悬浊液 4800 ml，血浆 2290 ml，术毕于肠系膜动脉根部及十二指肠残端、盆腔、结肠旁沟分别放置腹腔引流管引流，持续胃肠减压，静脉营养，并给予抗感染补液对症支持治疗，由于术中出血过多，总出血量约达 7000 ml，为稳定生命体征，术后转入ICU 进行进一步治疗。术后病理：（肠系膜）病变形态符合纤维瘤病，局部浸润肠壁固有肌层，双侧切缘：未见病变。后续免疫组织化学分析结果如下：CD 117（−）、H-Caldesmon（−）、SMA（−）、DOG-1（−）、CD34（−）、Desmin（−）、Ki67（阳性率 5%）、NSE（−）、S-100（−）、CK（AE1/AE3）（−）、β-catenin（−）。术后第 3 天，患者病情好转，但由于患者存留肠管有限，遂转入胃肠外科继续治疗：术后第 6 天该患自述腹部刀口疼痛，双下肢偶有疼痛，不伴肿胀，给予双下肢血管彩色超声提示左侧下肢肌间静脉丛静脉血栓，右侧下肢肌间静脉丛静脉血栓伴少许再通，纤维蛋白原 4.15 g/L，D-二聚体 11.93 μg/ml，纤维蛋白原降解产物 30.5 μg/ml，告知患者制动，给予抗凝治疗，症状有所缓解，同时启动肠内营养，在启动肠内营养期间血尿淀粉酶及脂肪酶有所升高，给予抑酶治疗同时停止肠内营养。术后 22 天该患者躯干四肢散在红色椭圆形丘疹，中央有靶形损害，部分水疱，暂不排除多形红斑型药疹，请皮肤科会诊，给予抗过敏治疗，症状有所缓解。术后 41 天肠内营养稳定，同时皮肤红疹及下肢血栓情况较前有所好转，其余各项指标未见明显异常，病情稳定，给予出院。

二、病例分析

乳糜性腹水是由淋巴液漏入腹腔引起的。虽然乳糜性腹水有时可由创伤、腹部手术、结核或其他腹腔感染引起，但通常是肿瘤的一种症状，尤其是恶性肿瘤。妊娠期乳糜性腹水报道较少，主要由急性胰腺炎、小肠扭转等原因引起[1]。然而，妊娠期腹部肿块的症状和体征并不容易发现和识别。妊娠期侵袭性肠系膜纤维瘤病很少报道，与乳糜性腹水相关的侵袭性肠系膜纤维瘤病也从未报道。大多数侵袭性肠系膜纤维瘤病报道在老年人，通常与家族性息肉病大肠杆菌、既往的创伤、激素失衡相关[2]。本病例是患有这种疾病的妊娠期妇女。这种疾病的发病可能是由于激素失调，高水平的血清孕激素和雌二醇可在妊娠期诱发该病的发生并导致肿瘤生长较快[3]，由于肠系膜根部肿块压迫胸导管起始部乳糜池，阻断了淋巴的回流形成了乳糜性腹水。

肠系膜纤维瘤病是一种罕见的良性纤维病变，起源于肠系膜或腹膜后。其生物学行为表现在良性纤维组织增殖与纤维肉瘤之间。纤维瘤病在其生长过程中具有典型的累及内脏腹部结构的倾向，并有复发但不转移的趋势[4]。在开腹手术中，本病例显示较大肠系膜肿块产生于肠系膜。病变周围有一段肠管，肠系膜血管被肿瘤组织半封闭，并从正常位置移位。肿瘤切除同时切除部分空肠。

免疫组化分析对肠系膜纤维瘤病与胃肠道间质瘤的鉴别具有重要意义，临床常用的标志物主要有 β-catenin、波形蛋白（vimentin）、CD117、CD34、肌动蛋白（smoothmuscle actin，SMA）、结蛋白（desmin）、S-100 蛋白等，vimentin 是正常间叶细胞及间叶源性肿瘤的良好标志物，上述肿瘤均表达[5]。CD117（C-kit）和 CD34 免疫组化过表达主要用于胃肠道间质瘤的诊断，SMA 主要用于诊断平滑肌肿瘤，S-100 蛋白是分布于神经系统的一种酸性蛋白，主要用于神经鞘瘤、恶性神经鞘膜瘤、神经纤维瘤等神经源性肿瘤的诊断[6]，其中 β-catenin 既是 Wnt 信号通路中一种重要的多功能蛋白质，又是上皮钙黏附素复合体的重要组分。当某种因素造成其降解障碍时可导致其在细胞内增多，进入并累积于细胞核内，促进细胞生长基因的转录和表达，从而导致细胞的增生或发生肿瘤[7]，最近的一些文献报道绝大多数肠系膜纤维瘤病为 β-catenin 细胞核阳性，但此次病例 β-catenin 细胞核阴性，提示 β-catenin 在肠系膜纤维瘤病诊断中的价值还有待进一步临床证实。

综上所述，在本病例中，肿瘤来源于肠系膜，且瘤体巨大，同时合并乳糜性腹水，极为罕见，患者临床无肠梗阻现象，瘤体位于系膜，未发生瘤体扭转也可能与妊娠子宫增大，瘤体活动受限有关，由于患者处于妊娠期，可能妊娠时腹部增大的体征让患者忽略了肿瘤引起的腹胀症状，也未扪及包块，目前尚无资料显示妊娠是否与肠系膜纤维瘤病的发生及预后有明显的关系，也无资料显示肠系膜纤维瘤病对妊娠结局是否有影响，值得我们进一步探讨。

（吉林大学第二医院妇产科硕士在读：张　瑶）

（山东大学齐鲁医院青岛分院区妇产科：王学娟）

（吉林大学第二医院妇产科硕士在读：黄　健）

（吉林大学第二医院妇产科硕士在读：曹　玉）

（吉林大学第二医院妇产科：徐晓红）

参 考 文 献

[1] Liu CJ, Yen CL, Chang JJ, et al. Chylous ascites in acute pancreatitis during pregnancy：case report[J]. Chang Gung Med J, 2001, 24(5)：324-328.

[2] Rodriguez JA, Guarda LA, Rosai J. Mesenteric fibromatosis with involvement of the gastrointestinal tract. A GIST simulator：a study of 25 cases[J]. Am J Clin Pathol, 2004, 121(1)：93-98.

[3] Lewin JS, Lavertu P. Aggressive fibromatosis of the prevertebral and retropharyngeal spaces：MR and CT characteristics[J]. AJNR Am J Neuroradiol, 1995, 16(4 Suppl)：897-900.

[4] Bus PJ, Verspaget HW, van Krieken JH, et al. Treatment of mesenteric desmoid tumours with the anti-oestrogenic agent toremifene：case histories and an overview of the literature[J]. Eur J Gastroenterol Hepatol, 1999, 11(10)：1179-1183.

[5] 范钦和, 朱雄增, 赖日全. 软组织病理学[M]. 南昌：江西科学技术出版社, 2003：63.

[6] 郑金榆, 张丽华, 屈峰, 等. β-catenin 在肠系膜纤维瘤病与其他胃肠道间质性肿瘤鉴别诊断中的作用[J]. 南京医科大学学报：自然科学版, 2007, 27(7)：721-723.

[7] 杨吉龙, 王坚, 周晓燕, 等. 韧带样型纤维瘤病 Wnt 通路中 APC/β-catenin 基因异常[J]. 中国癌症杂志, 2006, 16(10)：859-863.

病例 25　妊娠期子宫血管自发破裂

妊娠期子宫血管自发破裂致腹腔内出血极为罕见,是产科的一种严重并发症,由于该病常无明显诱因,加之缺乏典型的病史和临床表现,术前诊断困难,常误诊及延误治疗时机,严重者导致母婴死亡。

一、病例介绍

患者,女,36 岁,因"停经 24$^+$ 周,腹痛 1 天余",于 2020 年 1 月 30 日 14 时 33 分急诊入院。

患者孕 1 产 0,平素月经尚规则,无痛经,末次月经 2019 年 8 月 13 日。孕期在我院建卡产检,各项相关检查均未发现明显异常。2020 年 1 月 29 日早上约 9:00 无明显诱因下出现腹痛,持续性刺痛,以两侧下腹及剑突下为主,伴右肩疼痛,行走、活动时明显,坐位休息后好转,无呕吐、腹泻、发热,无阴道出血、流液,胎动正常。平素体质良好,否认有高血压、糖尿病等病史。2014 年,因右卵巢巧克力囊肿在外院行腹腔镜下右卵巢巧克力囊肿剥除术。

查体:体温 36.8 ℃,脉搏 99 次/min,呼吸 20 次/min,血压 130/79 mmHg。神志清楚,自主体位,正常面容,心肺查体未见异常,腹软,有压痛反跳痛,肝、脾未触及,移动性浊音阴性,肠鸣音正常。

产科检查:宫底脐上 2 横指,未触及宫缩,胎心音 145 次/min。阴道窥器检查:宫颈着色呈紫蓝色,表面可见血管怒张,未内诊。

辅助检查:血常规示白细胞 16.6×10^9/L,血红蛋白 86 g/L,血细胞比容 27.40%,中性粒细胞百分率 87.2%,中性粒细胞绝对值 14.48×10^9/L,超敏 C 反应蛋白 >5.0 mg/L,C 反应蛋白 26.04 mg/L,血清淀粉样蛋白 A 16.37 mg/L。D-二聚体 23480 ng/ml↑。肝功能、心肌酶大致正常。

超声检查:产科超声示宫内妊娠,单活胎,胎儿大小约相当于 24$^+$ 周;完全性前置胎盘状态;孕妇宫颈管长约 1.5 cm,宫颈内口未见呈漏斗样改变。泌尿系 B 超示右肾盂分离 2.3 cm,输尿管未见扩张。肝胆胰脾 B 超示①胆囊壁高回声团,大小约 0.5 cm×0.4 cm,考虑息肉可能;②腹腔积液(肝肾隐窝、左侧腹部、右髂窝分别探及游离液性暗区，最大深度分别为 1.2 cm、5.6 cm、4.6 cm，透声差）；③肝、脾、胰未见明显异常。胃、阑尾 B 超：右下腹因妊娠子宫干扰，可视范围内未见明显肿大阑尾回声。

经内科、外科、妇科、产科会诊，检查腹部软，全腹压痛、反跳痛，行腹腔穿刺术抽出暗红色不凝血 5ml。根据病史、查体及辅助检查结果，拟诊断为"①腹痛查因；②腹腔出血查因；③中期妊娠；④完全性前置胎盘状态；⑤宫颈功能不全？⑥妊娠合并中度贫血"。

治疗经过：将病情及风险告知患者及家属后，按患者及家属要求给予保胎治疗（静脉滴注硫酸镁及对症治疗），并严密观察病情变化。15 时 23 分，患者两下腹部及剑突下有腹痛，仍无阴道流血、流液，生命体征正常，神清，心肺查体无明显异常，腹软，腹部有压痛、反跳痛，移动性浊音阴性，未触及宫缩，胎心音 145 次/min，考虑腹痛可能为腹腔内出血刺激腹膜引起，亦不除外胎盘植入、子宫破裂、腹腔内其他脏器破裂可能，告知患者及其家属，目前病情危急，且患者为完全性前置胎盘状态，需急诊行开腹探查术，必要时扩大手术范围，患者及其家属表示理解并签字要求手术。在完善术前准备后于入院当天 18 时 55 分在全身麻醉下行急诊剖腹探查术，术中见子宫增大如孕 6 个月余，表面可见多处怒张血管丛，其中一处可见一破口，有活动性出血，膀胱与前腹壁粘连，腹腔较多积血及血块，考虑不除外胎盘植入可能，术中请产科紧急会诊后，由妇科转入产科继续手术。术中见部分大网膜、肠系膜与子宫前壁、腹膜粘连，予分离粘连，暴露术野，子宫表面可见多处怒张血管丛，其中膀胱顶部及左侧宫角处各见一血管破口，有活动性出血，子宫完整未见破裂口，腹腔积血量 600ml，色鲜红。考虑孕 24$^+$周，子宫表面多处血管过度充盈并有两处自行破裂出血，局部缝扎止血困难，保守治疗再次发生出血可能性大，完全性前置胎盘状态并无阴道血流，考虑存在胎盘植入可能。继续妊娠有胎盘植入加重，穿透子宫肌层、浆膜层及侵犯膀胱等风险，产前出血几率高，高危因素多，建议终止妊娠。将术中情况详细告知家属后签字要求行剖宫取胎术，不同意抢救新生儿。于子宫体部做一 12 cm 横弧形切口，羊水清，于 2020 年 1 月 30 日 21 时 31 分娩出一死男婴，出生体质量 740 g，胎盘着床子宫前壁，胎盘下缘完全覆盖宫颈内口，胎盘植入子宫肌层，未穿透肌层，植入范围约 10 cm×8 cm，人工剥离胎盘后宫腔后壁及两侧壁胎盘着床处渗血明显，予连续缝合止血；子宫表面破裂血管予缝合止血。子宫收缩欠佳，予卡前列素氨丁三醇（欣母沛）0.25 mg 肌内注射及卡贝缩宫素 100 μg 静脉推注加强宫缩，予行宫腔填塞术，留置宫腔水囊一个（水囊内注入生理盐水 40ml）压迫宫腔后出血明显减少。清理宫腔后缝合子宫切口，双附件外观无异常。腹腔内出血，子宫表面创面大，予腹腔留置引流管一根引流，清点纱布器械无误后关腹。台下滤出阴道内暗红色积血块约 60 ml，可见阴道内少许活动性流血，打开阴道窥器见宫颈着色呈紫蓝色，表面可见大量怒张血管，宫颈前唇怒张血管可见少许活动性出血，宫腔未见活动性出血，予纱团压迫后未见活动性出血，予留置阴道纱团（两块带尾纱）压迫宫颈 12 小时后取出。手术顺利,麻醉满意,术中生命体征平稳,失血 1000 ml,术中输同型去白细胞红细胞 8 U,新鲜冰冻血浆 1000 ml,集尿 1000 ml,色清,术后护送产妇返产科 MICU 休息。术后第 5 天一般情况好,产妇无不适,子宫复旧佳,伤口愈合良好,肺部 CT 提示:①两肺渗出;②两侧胸腔积液。同意签字出院。

二、病例分析

1. 病因 妊娠期子宫血管自发破裂实为罕见,其病因尚不明确,可能为:①妊娠因素:妊娠中晚期血容量增多,子宫动静脉充盈、易怒张;增大的子宫压迫下腔静脉,使盆腔血液回流障碍,子宫静脉压增加。②子宫内膜异位症、盆腔炎等可导致子宫浆膜下血管脆性增加,弹性降低,易破裂出血。③子宫发育不良,有畸形子宫或血管。④盆腔手术史:局部血管异常增生、裸露;术后子宫瘢痕纤维化,局部血管形成不良易破裂;子宫内膜和肌层的损伤,胎盘绒毛植入子宫肌层甚至浆膜层,导致相应部位的血管怒张。⑤临产后,随着宫缩的加强,宫壁的张力增加,血管内压力升高,血管自发破裂出血。⑥有高血压或血管硬化病史。⑦腹压增加,如便秘、咳嗽、挤压碰撞、性生活等可能为该病诱因[14]。本病例曾有右卵巢巧克力囊肿剥除术病史,术中发现部分大网膜、肠系膜与子宫前壁、腹膜粘连,局部胎盘植入肌层,具备发病条件,但无明显诱因。

2. 临床特点 总结国内外相关文献,该病多发生在妊娠晚期,其次是妊娠中期,但在分娩期及产褥期也可发生[5-6]。多为子宫静脉自发破裂出血,也有子宫动脉自发破裂的报道[7],该病无明显诱因,可突然发病也可缓慢发病,临床表现与出血量有关。多表现为持续性腹部钝痛或胀痛,逐渐加重,疼痛部位不确定,不同程度的腹部压痛、反跳痛,部分患者伴有恶心呕吐,随着腹腔出血量的增多,可出现腹部移动性浊音阳性,血压、血色素进行性下降,甚至休克,胎儿宫内窘迫,超声可见腹腔积液,腹部穿刺可抽出不凝血。

3. 诊断要点 该病的早期诊断和及时治疗决定患者的预后。因该病缺乏明显临床特征,通常情况下产科医生多考虑常见的妊娠并发症,如对该病认识不足或不注意其他临床表现则易误诊。文献报道多误诊为子宫破裂、胎盘早剥、先兆流产、外科急腹症等,且几乎都是急症剖腹探查术后才得以明确诊断,部分病例因误诊错失治疗时机造成不良结局。因此,对妊娠中晚期突然发生原因不明的持续性腹痛,腹膜刺激征阳性,移动性浊音阳性,血压、血色素进行性下降,超声提示腹腔积液并抽出不凝血,尤其是有子宫畸形、盆腔手术史或引起盆腔静脉压突然上升的诱因时,结合病史及临床表现排除以上常见疾病后应考虑该病存在的可能,尽快剖腹探查明确诊断。随着对该病认识的不断加深及经验的积累,虽然也有术前诊断该病的病例报道[8],但无明确的诊断标准,且最终还是通过剖腹探查确诊,因此,剖腹探查仍是目前确诊该病的主要手段。

4. 诊断体会及超声在该疾病诊断中的价值 妊娠中晚期腹腔出血多与急腹症有关,如脏器破裂(子宫破裂、卵巢肿瘤破裂、肝脾破裂等)、胎盘早剥、急性阑尾炎、先兆流

(早)产等,而妊娠期子宫血管自发破裂罕见,临床无明显特征,容易与其他妊娠期的急腹症相混淆。因此,结合病史及临床表现,利用超声对可疑疾病逐一排查有助于诊断。

子宫破裂多见于瘢痕子宫,也可见于子宫发育不良及穿透性胎盘植入患者,子宫破裂声像图虽表现复杂多样,但超声检查可以了解胎儿与子宫的关系,子宫肌层不连续是超声诊断子宫破裂的重要依据[9]。本病例孕 1 产 0,没有宫腔操作史,没有子宫畸形及发育不良病史,超声检查子宫肌层连续性好。卵巢肿瘤破裂的前提是有卵巢肿瘤病史,本病例孕期超声检查一直没有卵巢肿瘤史。肝脾破裂通常有明显诱因,如外伤、腹压增加因素等,如出血量多,常有腹部移动性浊音阳性,短时间内会出现休克,本病例发病前没有明显诱因,超声检查肝脾未见明显异常;胎盘早剥常有外伤或妊高症病史,为持续性痛,大多有阴道流血,且贫血程度与外出血不相符,腹壁板样硬,胎心异常或消失,超声显示胎盘与宫壁间有异常血肿回声,本病例缺乏相应病史及超声表现。急性阑尾炎穿孔腹痛多为突发性、持续性伴有腹膜刺激征,超声除了可显示混合性包块外,还可显示增厚的系膜回声,结合体温及血象不难诊断;先兆流(早)产是阵发性疼痛,伴阴道流血,产科检查有规律宫缩,伴宫颈管缩短、消失,宫颈进行性扩张。本病例虽有宫颈管缩短,但没有规律性宫缩及宫颈扩张,也没有阴道流血。

本病例术前未能明确诊断,可能与以下原因有关:①对该疾病缺乏认识,该病极为罕见,国内外虽有对该病的报道,但几乎都是个案报道。②临床表现不明显,本病例和文献报道中的部分病例相似,早期腹痛不明显,多次检查包括多科会诊时均无明显腹肌紧张,移动性浊音阴性,生命体征平稳,无胎儿窘迫现象,可能与发病早期出血量少、孕期生理性血容量增加及增大的子宫对腹壁的牵拉扩张降低了血液对壁层腹膜的直接刺激有关。随着出血量增多,腹膜刺激征逐渐加重,低血容量症状出现,由于血压的维持依赖于子宫胎盘灌注的减少及内脏血液重新分布,因此,胎儿宫内窘迫出现往往先于母体血压下降。因此,密切关注胎儿宫内情况、动态观察生命体征及腹腔出血量的变化是避免该病漏诊的重要手段。③超声无特征性表现,本病例超声除了发现腹腔积液、宫颈管短及胎盘完全覆盖宫颈内口外无其他明显异常发现。超声显示胎盘与宫壁间分界尚清,未见明显胎盘早剥的声像。虽然完全性前置胎盘无阴道流血病史要排除胎盘植入可能,但本病例超声表现不明显,可能与孕周小及植入程度有关,且该孕妇孕 1 产 0,没有宫腔操作史,因而放松了警惕,没有建议磁共振进一步检查而漏诊胎盘植入。

随着超声仪器分辨率的增高、超声医师水平的提高及经验的积累,超声在产科急腹症(如子宫破裂、卵巢破裂、胎盘早剥等)诊断中的优势已得到临床认可,但对细小病变的显示(如子宫血管破裂的部位)仍有局限性,目前未见有超声明确诊断该病的报道。但超声引导下腹腔穿刺可以在保证胎儿安全的前提下快速了解腹腔液体的性质,抽出脓液——可能是阑尾炎穿孔或急性盆腔炎,抽出不凝血——强烈提示有内出血可能,为临床提供诊断方向;同时,利用超声的安全性动态观察腹腔液体的变化及对可疑部位脏器进行实时动态观察，逐一排查，快速缩小诊断范围，为临床诊治赢得宝贵时间。

（广西壮族自治区妇幼保健院厢竹院区超声科：林莲恩）

参 考 文 献

［1］崔莉.妊娠晚期子宫血管自发破裂出血2例分析[J].医学理论与实践,2015,28(17):2285.

［2］陈碧霞，张华，张毅娟，等.胎盘植入致妊娠中期子宫浆膜下血管自发破裂1例诊治体会[J].实用妇产科杂志,2015,31(2):156.

［3］佟玲玲，敖禹，孙小淳，等.妊娠晚期子宫浆膜血管自发破裂1例分析[J].中国实验诊断学,2015,19(11):1965-1966.

［4］王艳.妊娠合并子宫小血管自发破裂出血1例[J].中国实用妇科与产科杂志,1999,15(5):279.

［5］范薇.妊娠晚期子宫后壁浆膜下血管破裂合并休克一例[J].云南医药,2016,37(4):480-484.

［6］李晓梅，罗大林，史宝林，等.分娩后子宫血管自发破裂出血1例[J].黑龙江医学,1996,5:70-71.

［7］冯丽晶，李敏，娄晓君.妊娠晚期子宫动脉自发破裂合并残角子宫（附1例病例报告并文献复习）[J].中日友好医院学报,2011,25(2):103-105.

［8］谢文娟.妊娠晚期子宫血管自发破裂出血八例分析[J].中华围产医学杂志,2006,9(2):122-123.

［9］袁立昭，王瑞玲，王凤兰，等.超声在诊断妊娠中晚期患者子宫自发破裂中的应用价值[J].生物医学工程与临床,2018,22(3):277-280.

病例 26 直肠前壁妊娠

直肠前壁妊娠是腹腔妊娠的一种，且更为罕见。腹腔妊娠分为原发性腹腔妊娠和继发性腹腔妊娠，前者是指受精卵直接种植于腹膜、肠系膜、大网膜等处，极少见，促使受精卵原发着床于腹膜的因素可能为腹膜有子宫内膜异位灶；后者往往发生于输卵管妊娠流产或破裂后，偶可继发于卵巢妊娠或子宫内妊娠而子宫存在缺陷破裂后[1]。

一、病例介绍

患者，女，30岁，因"停经51天，腹痛半月余"于2019年10月23日入院。

患者已婚，孕1产1，自诉平素月经规律。月经周期5～6天/25～26天，末次月经2019年9月2日，停经20余天自测尿妊娠试验阳性，半月前出现下腹针刺样疼痛，无阴道流血、流液等，未重视。2天前于我院行B超示：子宫声像图未见明显异常；左侧附件区混合包块（30 mm×23 mm×31 mm）。HCG 25 950.37 mIU/ml，孕酮7.73 ng/ml，遂以"异位妊娠"收入院。

入院体格检查：体温36.6℃，心率72次/min，呼吸20次/min，血压111/75 mmHg，下腹明显压痛及反跳痛。妇科检查，已婚已产式，阴道少量白色黏稠分泌物。宫颈柱状上皮外移样改变，宫颈举痛（-）。宫体中位，常大，无压痛。左附件区增厚，压痛+，右侧附件区未扪及明显异常。

入院诊断：异位妊娠待查。

入院后急诊行相关检查：血常规血红蛋白122 g/L，凝血、肝肾功、肝炎传染病四项均无明显异常。再次行B超（10月23日）：左附件区可见22 mm×23 mm×22 mm团状均回声包块，边界尚清，该包块周边可见卵巢组织包绕，右侧卵巢，子宫未见明显异常，HCG（10月23日）24 046.45 mIU/mL，孕酮6.98 μg/mL，结合妇科检查，考虑异位妊娠。患者自感左下腹针刺样疼痛无减轻，经家属同意后行后穹窿穿刺抽出2mL不凝血，有腹腔内出血依据，排除手术禁忌，向患者及家属告知病情后行腹腔镜探查术。术中探查见：腹腔积血约100ml，子宫形态饱满，肠管与左侧附件区致密粘连，分离暴露后查左侧卵巢可见一大小3 cm×2 cm黑褐色组织，表面有凝血块，肠管与子宫后壁致密粘连，仔细分解后，于直肠表面可见一范围约4 cm×2 cm糟脆样组织堆积其上，表面可见活动性出血,钳取左侧卵巢表面及直肠前壁妊娠组织,间断缝合创面,肛门指检探查直肠壁光滑完整,手术顺利,术中出血 800 ml,补液 2500 ml,术后给予抗感染、补液、防静脉血栓等支持治疗。

2019 年 10 月 25 日,患者生命体征平稳,无特殊不适。复查 HCG 5101. 71 mIU/mL,血常规示:Hb 98 g/L,RBC 3. 10×10^{12}/L,考虑与患者异位妊娠破裂及术中出血有关。继续给予补液支持,对症治疗,术中肠管表面有创伤,暂禁饮食。2019 年 10 月 29 日复查 HCG 518. 52mIU/mL,因患者血 HCG 明显下降,考虑异位妊娠组织存活可能性小,拟继续监测血 HCG 下降情况,术后病检证实直肠前壁妊娠,左侧卵巢符合子宫内膜异位。患者一般情况好,饮食后自解大便,腹部伤口愈合良好,准予出院。术后随访至 2019 年 11 月 26 日,HCG 1. 7 mIU/mL,降至正常。

二、病例分析

腹腔妊娠是指位于输卵管、卵巢及阔韧带以外的腹腔内妊娠,是一种罕见而危险的产科并发症,发生率约 1:15 000[2]。直肠妊娠为腹腔妊娠的一种,且更为罕见。直肠妊娠患者通常有明显的肛门坠胀、里急后重等临床表现,结合 B 超及实验室检查基本上可明确诊断。本例患者并无典型的肛门坠胀,考虑与病灶侵蚀直肠前壁较浅表,直肠刺激症状不明显,且卵巢子宫内膜样病灶及肠管与子宫后壁致密粘连给 B 超诊断带来极大干扰,可想而知本例患者的诊断隐蔽性极高,对症状及体征不十分典型的患者,借助 MR 及 CT 在一定程度上可以帮助诊断腹腔妊娠[3]。此外,这类罕见病例在与患者及家属的沟通中也挑战极大,普通患者对异位妊娠的认知停留在输卵管妊娠,被告知腹腔妊娠极高风险性不易接受,因此,术前对患者的告知应考虑到少见部位妊娠的可能性。直肠前壁妊娠手术中,因为与直肠腔的特殊关系,且病灶深,组织糟脆,手术视野暴露困难,手术难度极大,因此,外科同台及中转开腹,一定程度上是允许的。术中应注意病灶与直肠的关系,手术应切除异位妊娠病灶部位浆膜层及浅肌层,将病灶完全切除以免发生持续性宫外孕。切除时应注意深度,防止肠穿孔,缝合时应以肠管纵轴垂直的方向进行,以免肠管狭窄[4],应注意病灶与肠管的关系,术后视肠管的损伤程度,短期禁饮食也十分必要。在清除病灶的过程中,应手法轻柔,以免绒毛丢失,再次发生腹腔种植,以及考虑到残余病灶存活可能性,必要时应用甲氨蝶呤等杀胚剂,以及术后应对每例患者术后随访至 HCG 恢复正常。

(西安医学院:赵　静)

(西北妇女儿童医院妇三科:何菊仙)

(西北妇女儿童医院影像科:闫　锐)

参 考 文 献

［1］谢幸，孔北华，段涛．妇产科学［M］．第9版．北京：人民卫生出版社，2018.

［2］秦丰江，谭布珍，童焰，等．直肠前壁妊娠1例［J］．广东医学，2014，35（23）：3734.

［3］刘静，张吟真，陈敏，等．直肠前壁异位妊娠1例［J］．罕少疾病杂志，2010，17（5）：63-64.

［4］王成林，成先义，袁知东，等．肝脏异位妊娠影像学诊断［J］．罕少疾病杂志，2008，5（1）：2-5.

病例 27 青少年卵巢早衰合并 Graves 病及慢性荨麻疹

卵巢早衰(POF)是女性继发性闭经的常见病因,以高促性腺激素、低雌激素为特征。20 岁以下女性卵巢早衰的患病率仅为 0.01%。现报道 1 例 15 岁青少年卵巢早衰合并 Graves 病及慢性荨麻疹。结合文献分析了三种疾病和免疫紊乱的关系,该患者目前诊断为不典型自身免疫性多内分泌腺病综合征。同时强调了青少年卵巢早衰在药物治疗的同时需长期随访,动态调整治疗方案,并兼顾心理疏导。

一、病例介绍

患者,女,15 岁,因"闭经 2 年"于 2019 年 1 月入院。

患者 2 年多前月经初潮,月经周期 6~7 天/18~21 天,经量正常,月经来潮 7 个月后无明显诱因停经。末次月经为 2016 年 12 月 26 日。既往史:6 年前反复荨麻疹发作,皮肤科就诊查出对鲍鱼、牛奶、豆制品、蛋过敏。避免食用上述食物后,近 3 年未再有荨麻疹发作。4 年前诊断 Graves 病,规范使用甲巯咪唑治疗 2 年余后停药,监测甲状腺功能正常。个人史:足月顺产,出生体质量 2850g,抬头、翻身、坐、爬、走路发育时间正常,学习成绩良好。其母亲现年 42 岁,月经规律。患者外婆 50 岁绝经。

体格检查:体温 36.2 ℃,脉搏 63 次/min,呼吸 20 次/min,血压 93 mmHg/60 mmHg,身高 161.5 cm,体质量 47 kg,上部量 80.5 cm,下部量 81 cm,指尖距 161.5 cm。外阴外观正常,乳房发育 Tanner 分期 Ⅱ 期,阴毛发育 Tanner 分期 Ⅰ 期。心肺腹查体无异常,无颈璞、肘外翻、掌骨短等畸形。

辅助检查:ACTH、皮质醇、性腺激素、甲状腺激素检测结果见病例 27 表 1 至病例 27 表 3。三大常规、电解质、肝肾功能正常,乳腺、甲状腺、腹部彩色超声未见异常。腰椎骨密度 T 值 -1.5。深睡 1 小时生长激素 2.19(0.123~8.05) ng/ml,PTH 30.5(15~68.3)pg/ml。抗苗勒管激素 <0.06(2.8~6.3)ng/ml。抗卵巢抗体、抗核抗体、类风湿因子抗体、ANCA、ENA 多肽抗体均阴性。经直肠彩色超声:子宫大小 25 mm×14 mm×23 mm，体积小，内膜厚度约3 mm。双侧卵巢大小：左侧16 mm×7 mm×8 mm，右侧18 mm×7 mm×9 mm，双侧卵巢体积偏小，左侧卵巢内可见1个卵泡，大小约3.7 mm×3.3 mm。垂体 MR 未见异常。骨龄：15～16 岁。染色体检查：46，XX（分析50 个细胞的染色体核型）。全外显子基因检测未检测到闭经相关基因突变。基因拷贝数检测（CMV）未见明显致病拷贝数变异。在治疗上，予小剂量雌激素替代及钙剂、维生素 D 对症治疗。

病例 27 表 1　患者 ACTH 及皮质醇水平

	Cortisol(nmol/l)			ACTH(pg/ml)		
	8:00	16:00	0:00	8:00	16:00	0:00
患者	421	166	30	58.62	18.20	6.5
参考范围	101～535.7	79～477.8	79～477.8	7.2～63.3	7.2～63.3	7.2～63.3

注：ACTH. 促肾上腺皮质激素；Cortisol. 皮质醇

病例 27 表 2　患者性腺激素

	LH （IU/L）	FSH （IU/L）	E_2 （pmol/L）	PRL （mIU/L）	Prog （nmol/L）	Testo （nmol/L）
第1次	30.86	87.27	58	268.8	1.23	0.67
第2次(1月后)	30.34	88.16	<37	190.2	0.82	0.76
参考范围	0.56～14.0	1.38～5.47	77.1～1145	108～557	3.82～50.56	0.43～2.06

注：LH. 促黄体生成激素；FSH. 促卵泡刺激素；E_2. 雌二醇；PRL. 催乳素；Prog. 孕酮；Testo. 睾酮

病例 27 表 3　患者甲状腺激素

	TT （nmol/L）	TT_4 （nmol/L）	FT_3 （pmol/L）	FT_4 （pmol/L）	TSH （mIU/L）	TPOAb （IU/ml）	TRAB （IU/L）
患者	1.54	94.12	4.24	11.85	0.809	>1000	5.01
参考范围	0.86～2.44	62.68～150.8	2.63～5.7	9.63～18.33	0.35～4.94	<5.61	≤1.75

注：TT_3. 三碘甲状腺原氨酸；TT_4. 总甲状腺素；FT_3. 游离 T_3；FT_4. 游离 T_4；TSH. 超敏促甲状腺激素；TPOAB. 抗甲状腺过氧化物酶；TRAB. 促甲状腺受体抗体

二、病例分析

该患者15 岁，身高、智力、形体外观正常，有短期欠规律的月经，后出现闭经，考虑为继发性闭经。实验室检查提示高促性腺激素低雌激素性闭经，子宫、卵巢体积小，高促性继发闭经，需考虑 Turner 综合征、46XX 型单纯性腺发育不全、卵巢早衰等。

典型 Turner 综合征(TS)表现为第二性征发育不全、原发性高促性闭经、身材矮小、躯体畸形、始基子宫、条索卵巢等。约半数 TS 为 X 单体型(45，XO)，20%～30% 为嵌合型(45，XO/46，XX)，其余为 X 染色体结构异常[1]。外周血染色体核型分析是诊断 TS

的金标准。该患者行 50 个细胞的染色体核型分析均未见异常,无 Turner 综合征的外貌,故不考虑。46,XX 性单纯性腺发育不全呈常染色体隐性遗传或散发性,为原发性闭经,幼稚型外阴,常伴神经性耳聋,临床表现、性腺发育、性激素改变和 Turner 综合征相似,部分患者是由于 FSH 受体基因突变而致病。染色体核型为 46,XX。该患者为继发性闭经,行全外显子基因及 CMV 检测未见异常,故不考虑该病。

1. 卵巢早衰与免疫紊乱　卵巢早衰(premature ovarian failure,POF)的概念于 1960 年提出,诊断标准为女性在 40 岁之前,除外妊娠,闭经 4 个月或以上,卵泡期(月经第 3 ~6 天)抽血至少 2 次(其中间隔至少 1 个月),血清 FSH >40 U/L,雌二醇 <30 ng/L。该患者相关检查符合卵巢早衰诊断。如此年轻的卵巢早衰实属罕见,卵巢早衰常见病因包括基因突变、染色体异常、免疫紊乱、医源性因素、环境损伤等。文献报道只有 10% ~15% 卵巢早衰患者能明确病因[2]。40 岁以下女性 POF 患病率为 1%,30 岁以下女性为 0.1%,20 岁以下女性为 0.01%(不包括特纳综合征或其他已知的染色体异常患者)[3]。该患者为继发性闭经。在青少年卵巢功能异常导致的闭经中,大多数为原发性闭经,仅 13% 为继发性闭经[4]。

5% ~30% 的 POF 患者伴随其他的自身免疫性疾病,如自身免疫性甲状腺疾病、克罗恩病、系统性红斑狼疮等。人类卵巢通常是免疫系统攻击的目标,免疫损伤机制包括产生抗体的淋巴 B 细胞增多,CD_4^+/CD_8^+ 淋巴细胞比值下降,自然杀伤细胞数量和活性下降等。在 POF 患者体内,部分患者可检测到抗卵巢抗体,病理证实存在淋巴细胞浸润各级卵泡及卵巢间质[5]。

该患者行全外显子基因及 CMV 检测,未发现异常。故推测 POF 病因与自身免疫有关。该患者相关免疫抗体检测阴性。有观点认为,POF 代表了该疾病的终末阶段,当女性被诊断 POF 时,卵泡供应已经耗尽,可能同时也耗尽了自身免疫性攻击的目标抗原。因此,POF 的自身免疫因果关系很难追溯[6]。卵巢抗原的多样性及不同实验室检测方法的差异性,导致卵巢抗体不能很好地反映卵巢功能衰竭的免疫紊乱[7]。只有 30% ~67% 的 POF 患者检测出抗卵巢抗体。

2. 慢性荨麻疹与免疫紊乱、甲状腺疾病　荨麻疹持续 6 周以上者可诊断为慢性荨麻疹,在普通人群中的患病率为 0.5% ~5.0%[8]。表现为风团和红斑,主要机制为肥大细胞及嗜碱性粒细胞脱颗粒释放组胺等血管活性递质,此外,IgE 受体(FcεR1α)的自身抗体、Th1、Th2 细胞失衡、白三烯的异常等均为荨麻疹的发病机制[9]。许多自身免疫性疾病,包括免疫性甲状腺疾病、系统性红斑狼疮、多肌炎、皮肌炎和类风湿关节炎,都与慢性荨麻疹有关[10]。

即使在甲状腺功能正常的慢性荨麻疹患者,甲状腺球蛋白抗体及过氧化物酶抗体的阳性率较健康对照人群高[11]。Schmetzer 等[12]研究发现,慢性荨麻疹患者体内检测到超过 200 种 IgE 特异性抗原,其中 IL-24 在所有慢性荨麻疹患者中均存在,而对照组的检测为阴性。慢性荨麻疹的女性和男性患者发生甲状腺功能减退症的几率分别是对照组的 23 倍和 7 倍。其中 80% 的病例，甲状腺疾病是在诊断荨麻疹后 10 年内诊断的[13]。该患者也是先出现荨麻疹，后出现 Graves 病。

3. 自身免疫性多内分泌腺病综合征 由此可见，卵巢早衰、Graves 病、慢性荨麻疹均为自身免疫性疾病。自身免疫性多内分泌腺病综合征(autoimmune polyglandular syndrome，APS)1 型的 3 种主要组分为 Addison 病、甲状旁腺功能减退、皮肤与黏膜念珠菌病。1 型与 AIRE 基因突变有关。AIRE 基因在胸腺中调节 T 细胞攻击的自我耐受性，因此，基因突变使 T 细胞对"自我"进行攻击。导致 45% ~60% 的基因突变女性出现 POF，然而只有约 2% 的男性出现睾丸功能衰竭[5]。APS-2 型与人类白细胞抗原(HLA)的等位基因异常有关，HLA 编码的主要组织相容性复合体，可从多种水平影响免疫耐受。APS-2 型 3 种主要组分为 Addison 病、自身免疫性甲状腺疾病、1 型糖尿病。次要组分包括免疫性卵巢功能衰竭、慢性萎缩性胃炎、淋巴性垂体炎等。有学者还提出 APS-3 型及 APS-4 型，APS-3 型即自身免疫性甲状腺疾病合并一个或多个自身免疫性疾病，但不包括 Addison 病。APS-4 型是指不符合上述 3 类的自身免疫性疾病组合。目前多采用 2 型分类法，即将 APS-3 型和 APS-4 型均归属为 APS-2 型。

Ruggeri 等[14]报道一例 36 岁女性，同时存在 Graves 病、卵巢早衰、慢性荨麻疹，虽然卵巢抗体检测阴性，作者仍归因于自身免疫性卵巢功能衰竭，诊断为 APS。国内未见有文献报道病例同患这三种疾病，该患者为青少年，较前者更为特殊。该患者有 Graves 病史，曾服用甲巯咪唑 2 年，TPOAb 及 TRAb 均阳性，自身免疫性甲状腺疾病可诊断。同时合并可疑的免疫性卵巢早衰、慢性荨麻疹。可诊断不典型 APS-2 型。需密切随访以尽早发现其他组分，如 Addison 病、1 型糖尿病的发生。APS 不同组分出现的时间跨度可长达数年至数十年。研究表明 POF 可能比 Addison 病早 8 ~14 年[15]。

4. 治疗 长期雌激素缺乏可增加心血管疾病及骨质疏松风险，POF 患者骨质疏松风险比绝经后女性高[16]。青少年 POF 患者治疗上，除了钙剂、维生素 D 的基础治疗。为了模拟自然发育，先予小剂量雌激素递增方式替代治疗。在身高未达预期身高前，Divasta 等[17]推荐 1/10 ~1/8 的成人雌激素剂量以免影响终身高。Shah 等[18]的一项随机对照试验表明，经皮给雌激素比口服给药效果更佳。推荐起始剂量为 0.0125 mg/d，每 6 个月增加一倍，最大剂量为 0.05 mg/d。治疗 18 个月后添加黄体酮。一旦诱导青春期和乳房发育完成，应该过渡到完全雌孕激素序贯疗法。规律替代治疗的 POF 女性，治疗 3 年后骨密度显著增加，与卵巢功能正常的对照组无差异[19]。

本例为大家展现了 1 例不典型的青少年 APS 组合，青少年 POF 罕见[3]，值得临床医生关注和学习。笔者将长期跟踪随访该患者，根据病情变化及患者意愿，调整、优化诊疗方案。

青少年卵巢早衰患者，需尤其重视疾病对青少年心理的影响，青少年诊断 POF 时常用的词为"绝望、震惊、困惑"[20]。该患者在得知可能不孕后也曾出现焦虑状态,后在医生及家人长期的心理疏导下逐渐缓解。

(海南省人民医院/海南医学院附属海南医院内分泌科:

林丹红　全会标　林　璐　林乐韦华　王　斐)

参 考 文 献

[1] Davenport ML. Approach to the patient with Turner syndrome[J]. J Clin Endocrinol Metab, 2010, 95(4): 1487-1495.

[2] Gordon CM, Kanaoka T, Nelson LM. Update on primary ovarian insufficiency in adolescents[J]. Curr Opin Pediatr, 2015, 27(4): 511-519.

[3] Sadeghi MR. New hopes for the treatment of primary ovarian insuffificiency/premature ovarian failure[J]. J Reprod Fertil, 2013, 14(1): 1-2.

[4] American College of Obstetricians and Gynecologists. Committee opinion no. 605: Primary ovarian insufficiency in adolescents and young women[C]. Obstet Gynecol, 2014, 124(1): 193-197.

[5] Gleicher N, Kushnir VA, Barad DH. Prospectively assessing risk for premature ovarian senescence in young females: a new paradigm[J]. Reprod Biol Endocrinol, 2015, 13: 34.

[6] Komorowska B. Autoimmune premature ovarian failure[J]. Prz Menopauzalny, 2016, 15(4): 210-214.

[7] Petrikova J, Lazurova I. Ovarian failure and polycystic ovary syndrome[J]. Autoimmun Rev, 2012, 11(6-7): A471-478.

[8] Bernstein JA, Lang DM, Khan DA, et al. The diagnosis and management of acute and chronic urticaria: 2014 update[J]. J Allergy Clin Immunol, 2014, 133(5): 1270-1277.

[9] Altman K, Chang C. Pathogenic intracellular and autoimmune mechanisms in urticaria and angioedema[J]. Clin Rev Allergy Immunol, 2013, 45(1): 47-62.

[10] Kanani A, Betschel SD, Warrington R. Urticaria and angioedema[J]. Allergy Asthma Clin Immunol, 2018, 14(Suppl 2): 59.

[11] Rottem M. Chronic urticaria and autoimmune thyroid disease: is there a link[J]. Autoimmun Rev, 2003, 2(2): 69-72.

[12] Schmetzer O, Lakin E, Topal FA, et al. IL-24 is a common and specific autoantigen of IgE in patients with chronic spontaneous urticaria[J]. J Allergy Clin Immunol, 2018, 142(3): 876-882.

[13] Confino-Cohen R, Chodick G, Shalev V, et al. Chronic urticaria and autoimmunity: associations found in a large population study[J]. J Allergy Clin Immunol, 2012, 129(5): 1307-1313.

[14] Ruggeri RM, Vita G, D'Angelo AG, et al. The unusual association of Graves'disease, chronic spontaneous urticaria, and premature ovarian failure: report of a case and HLA haplotype characterization[J]. Arq Bras Endocrinol Metabol, 2013, 57(9): 748-752.

[15] Betterle C, Dal Pra C, Mantero F, et al. Autoimmune adrenal insufficiency and autoimmune polyendocrine syndromes: autoantibodies, autoantigens, and their applicability in diagnosis and disease prediction [J]. Endocr Rev, 2002, 23(3): 327-364.

[16] Bakhsh H, Dei M, Bucciantini S, et al. Premature ovarian insufficiency in young girls: repercussions on uterine volume and bone mineral density[J]. Gynecol Endocrinol, 2015, 31(1): 65-69.

[17] Divasta AD, Gordon CM. Hormone replacement therapy and the adolescent[J]. Curr Opin Obstet Gynecol, 2010, 22(5): 363-368.

[18] Shah S, Forghani N, Durham E, et al. A randomized trial of transdermal and oral estrogen therapy in adolescent girls with hypogonadism[J]. Int J Pediatr Endocrinol, 2014, 2014: 12.

[19] Popat VB, Calis KA, Kalantaridou SN, et al. Bone mineral density in young women with primary ovarian insufficiency: results of a three-year randomized controlled trial of physiological transdermal estradiol and testosterone replacement[J]. J Clin Endocrinol Metab, 2014, 99(9): 3418-3426.

[20] Groff AA, Covington SN, Halverson LR, et al. Assessing the emotional needs of women with spontaneous premature ovarian failure[J]. Fertil Steril, 2005, 83(6): 1734-1741.

病例 28　后天性外耳道闭锁后复发创伤性狭窄

后天性外耳道狭窄（acquired external auditory canal stenosis，EACS）是一种罕见的疾病，主要为耳道内侧部分被纤维化栓塞阻塞，最终导致传导性听力损失[1]。本病由多种不同原因引起，包括感染、创伤、肿瘤形成、炎性反应等[2]。创伤后狭窄极为罕见，在既往的研究报道中，仅 10% 的狭窄是由外伤引起的。患者通常患有传导性听力损失。手术是创伤后狭窄的首选治疗方法。手术的主要目的是通过切除狭窄部分，扩大骨管并进行外耳道成形。

一、病例介绍

患者，男，31 岁，因摔伤左耳伴出血 3 个月，左耳听力下降 20 天，就诊于我院门诊。

患者既往体健。2018 年 9 月左耳外伤，2018 年 12 月行左侧外耳道成形术。耳镜检查发现双侧耳廓无畸形，左侧外耳道狭窄，鼓膜不能窥及。右侧外耳道正常，鼓膜完整。双侧鼻腔及咽喉部光滑。颞骨 CT 扫描显示左侧外耳道软组织密度肿物，推测外耳道胆脂瘤，左侧外耳道狭窄（病例 28 图 1）。计划行手术切除外耳道堵塞狭窄段，扩大骨性耳道，并使用中厚皮片重建外耳道上皮。

患者全麻成功取仰卧位。碘酒酒精消毒铺无菌巾。1% 利多卡因行局部浸润麻醉。检查见左侧外耳道口狭窄，深部闭锁。左耳后可见术后瘢痕。行外耳道纵切口，分离耳道皮瓣及瘢痕组织，见外耳道前壁（病例 28 图 2）。下壁骨质增生，周围皮瓣卷曲皱褶，瘢痕严重。切除瘢痕组织，显微镜下行耳道轮廓化，去除增生骨质，修剪外耳道皮瓣。电动皮刀取耳后头皮表层，剪成小块，行外耳道植皮完全覆盖所有裸露的耳骨和鼓膜，以防止肉芽组织复发、纤维化和收缩，术腔填塞碘仿纱条。对位缝合伤口，纱布加压包扎。术后给予 0.9% 氯化钠注射液 100ml、头孢呋辛钠 1.5 g，静脉滴注每日 2 次，抗感染治疗 7 天，隔日换药。术后 3 周，耳镜检查未显示出再狭窄的趋势，将海绵取出。对患者进行定期随访。

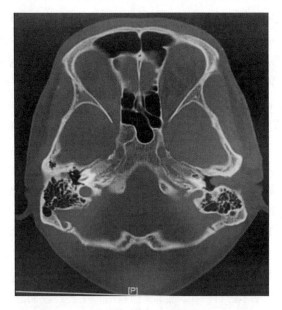

病例 28 图 1　患者颞骨 CT 显示左侧外耳道狭窄

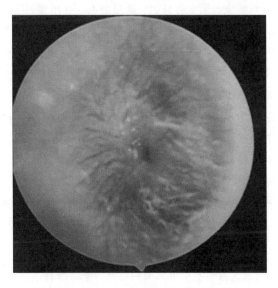

病例 28 图 2　术中外耳道和鼓膜情况

二、病例分析

一般而言，EACS 主要是由四种情况造成：直接创伤、术后纤维化、肿瘤性和炎性反应[2]。其中，创伤造成后天性外耳道闭锁或狭窄较罕见，年发病率约为 0. 6/100 000 例[3]。后天性外耳道狭窄的最常见原因是慢性外耳炎和/或慢性化脓性中耳炎，其可能导致致密的纤维化瘢痕组织集聚,并使该纤维化栓塞向外耳道的软骨连接处横向扩展,最终导致耳道狭窄或完全闭锁[4]。后天性狭窄或闭锁可能合并外耳道胆脂瘤,造成耳漏和听力下降等不适症状[5]。在大多数后天性外耳道狭窄的文献中,报道的病例均为感染后所致,创伤所致病例极少,对于闭锁治疗后复发狭窄的描述资料较少。Paparella 等[6]总结了治疗后天性狭窄或闭锁的常规手术方案:切除纤维化栓塞和患病皮肤,并最大限度地扩大骨管和鼻腔的宽度,最后将不同厚度的自体皮肤移植至裸露区域重新覆盖骨管。

外耳道狭窄分为先天性或后天性,后天性外耳道狭窄最常见的原因是外耳炎。外耳道慢性炎性反应会导致炎性细胞浸润至上皮内,引起耳道纤维化,导致 EACS[7]。创伤是 EACS 的另一可能原因。尽管耳科手术引起的医源性创伤是一个常见的诱因,但是外耳道的直接创伤引发 EACS 较为罕见。Selesnick 等[8]回顾了关于 EACS 的 15 篇研究报道,发现慢性感染是导致这种疾病的主要原因(54.1%),其次是手术成因(20.2%)和创伤性成因(11%)。本案例是由于患者摔倒所致,没有观察到炎性反应的典型特性。EACS 可以通过药物或外科手术进行治疗。然而,药物治疗主要是控制潜在的感染并防止肉芽组织的形成,因此在创伤性 EACS 的作用有限。手术应是创伤性 EACS 的首选治疗方法。手术的目的是去除纤维栓塞,加宽外耳道,暴露鼓膜,并重建外耳道上皮。完全切除纤维栓塞是关键之一,因为残留的纤维组织与复发率高有关[9]。在不同的研究中,已公布的复发率为 6%~27%[10],植皮操作是 EACS 治疗的另一关键。Jacobson 和 Mills 的研究显示,仅去除纤维栓塞,而不进行皮肤移植,其 EACS 复发率为 100%[10]。因此,在没有皮肤移植的情况下移除纤维化栓塞注定会失败[11]。本案例在前期闭锁后行外耳道成形术,没有进行植皮术,因此手术半年后,患者复发外耳道狭窄,也符合这一结论。在本例中,完全切除了纤维栓塞,扩大了外耳道,并使用了中等厚度的自体耳后皮肤移植物进行了外耳道再上皮化。曾有研究认为,采用耳内入路的方式比耳后入路的手术效果要差[12],然而此例采用耳内方式的手术效果较佳,随访至今 6 个月也未发生再狭窄。

总之,后天性外耳道狭窄是一种较为罕见、治疗较困难的耳科疾病。采用根管成形术彻底切除纤维栓塞,并采用自体中厚皮肤移植重新使外耳道上皮化,是外耳道狭窄或闭锁治疗的关键。

(河北省眼科医院耳鼻喉科:刘　曼　李桂芳　田永涛　刘冉冉)

参 考 文 献

[1] Luong A, Roland PS. Acquired external auditory canal stenosis: assessment and management[J]. Current Opinion in Otolaryngology & Head and Neck Surgery, 2005, 13(5): 273-276.

[2] Kmeid M, Nehme J. Post-Inflammatory acquired atresia of the external auditory canal[J]. Journal of Otology, 2019,14(4):149-154.

[3] Becker BC, Tos M. Postinflammatory acquired atresia of the external auditory canal: treatment and results of surgery over 27 years[J]. The Laryngoscope, 1998, 108(6): 903-907.

[4] 厉瑞飞,胡静,柴亮.耳手术后发生外耳道狭窄闭锁的分析[J].中华耳科学杂志,2012,10(3): 330-330.

[5] 徐静. 后天性外耳道狭窄或闭锁患者的临床分析[J]. 中国药物经济学, 2015, (S1): 127-128.

[6] Paparella MM, Kurkjlan JM. Surgical treatment for chronic stenosing external otitis[J]. The Laryngoscope, 1966, 76(2): 232-245.

[7] 吴金毛. 慢性弥漫性外耳道炎30例诊治分析[J]. 交通医学, 2011, 25(1): 91-92.

[8] Selesnick S, Nguyen TP, Eisenman DJ. Surgical treatment of acquired external auditory canal atresia[J]. The American journal of otology, 1998, 19(2): 123-130.

[9] Schwarz D, Luers JC, Huttenbrink KB, et al. Acquired stenosis of the external auditory canal-long-term results and patient satisfaction[J]. Acta Otolaryngologica, 2018, 138(9): 790-794.

[10] Jacobsen N, Mills R. Management of stenosis and acquired atresia of the external auditory meatus[J]. The Journal of Laryngology & Otology, 2006, 120(4): 266-271.

[11] 马喆, 习国平, 张社江, 等. 自体皮质骨外耳道重建在开放式鼓室成形术中的应用[J]. 山东大学耳鼻喉眼学报, 2012, 26(1): 60-62.

[12] Smith M, Huins C, Bhutta M. Surgical treatment of chronic ear disease in remote or resource-constrained environments[J]. The Journal of Laryngology & Otology, 2019, 133(1): 49-58.

病例 29　鼻腔牙

鼻腔牙是一种罕见的临床现象，据国外文献报道，发病率为 0.1% ~ 1.0%[1]。鼻腔牙的病因目前尚不清楚。本病发病年龄不等，但大部分病例均是在成年人之前，男性鼻腔牙略多于女性。鼻腔牙患者表现出各种症状和体征，最常见的症状是单侧鼻塞，其他症状包括面部疼痛和不适、脓性鼻漏、复发性鼻出血、恶臭和头痛。

一、病例介绍

患儿，男，6 岁，因"右侧鼻塞、流脓涕 4 年"于我院就诊。

查体：双侧鼻腔黏膜充血肿胀，左侧鼻腔见黏脓性分泌物，右侧鼻底大约距离前鼻孔 2 cm 处可见一新生物，表面覆盖淡黄色分泌物，检查口腔牙列整齐，无牙齿缺如。行鼻旁窦 CT 平扫提示：①右侧前下鼻腔内骨性结节，性质待定，考虑异物存留（牙齿？）与其他（骨瘤）鉴别；②鼻旁窦（病例 29 图 1）。全麻下行鼻内镜下鼻腔肿物摘除术，术中收缩鼻黏膜后见下鼻甲前端外侧鼻道底部一瓷白色型似牙齿的钙化新生物（病例 29 图 2），新生物一端被肉芽组织包裹，用等离子沿肉芽组织周围将肉芽组织及钙化新生物切除（病例 29 图 3），发现为牙齿 1 颗（病例 29 图 4），用膨胀棉填塞鼻腔止血，2 天后拔出，随访 3 个月，患者无不适。

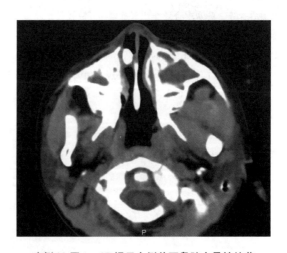

病例 29 图 1　CT 提示右侧前下鼻腔内骨性结节

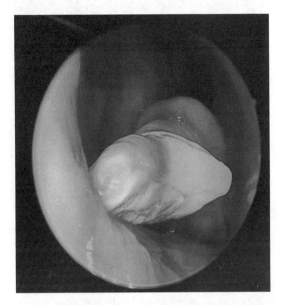

病例 29 图 2　鼻道底部可见一瓷白色型似牙齿的钙化新生物

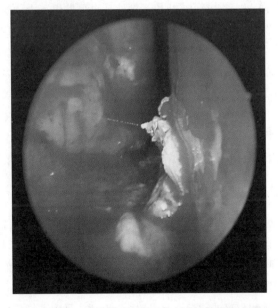

病例 29 图 3　将肉芽组织及钙化新生物切除后表现

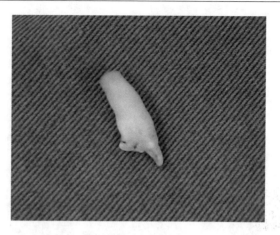

病例 29 图 4　鼻腔钙化新生物为牙齿 1 颗

二、病例分析

鼻腔牙是一种罕见的临床现象,据国外文献报道,发病率为 0.1% ~ 1.0%[1],发病年龄不等,但大部分病例均是在成年人之前,男性鼻腔牙略多于女性[2],左侧较右侧受累多。鼻腔内的牙可为异位牙或额外牙(若上列牙齿不整齐,且数目缺少,称为异位牙;若上列牙整齐无缺损,则称为额外牙[3]),额外牙也可发生于上颌窦、下颌髁突、冠突、眼眶、上腭等位置[1,4]。故在鉴别鼻腔内牙齿时,有必要仔细检查牙列,必要时请口腔科医生检查切牙区以寻找可能缺牙的地方。这些牙齿可能是单一的或成对的、爆发的或阻生的,可能是垂直的、水平的或倒置的位置[1]。鼻腔牙的外观也各不相同,异位牙通常表现为恒牙或者乳牙的外观,额外牙的外观一般是畸形的,通常呈锥形、钉状或三角形。

鼻腔牙的病因目前尚不清楚,主要理论有:面中部创伤使牙齿移位进入鼻腔[5]、上颌骨骨髓炎[6]、发育障碍[7]、返祖现象[8]、牙列拥挤、持久乳牙或异常致密的骨导致牙萌出时受阻、胚胎发育过程中上颌骨和下颌骨的神经嵴细胞迁移缺陷导致下鼻甲形成牙胚[8]及遗传缺陷[9]等。

鼻腔牙患者表现出各种症状和体征,最常见的症状是单侧鼻塞,其他症状包括面部疼痛和不适、脓性鼻漏、复发性鼻出血、恶臭和头痛。然而,牙齿可能是无症状的,只有通过临床检查或放射学检查才能发现。与鼻腔牙相关的并发症包括鼻窦炎、鼻炎、鼻泪管阻塞、鼻中隔脓肿、鼻中隔穿孔和口鼻瘘等。临床上,鼻腔牙的前鼻镜检查可能表现为不被鼻黏膜所包围的白色硬块,因此诊断通常很简单。然而,有时牙齿可能被鼻腔分泌物覆盖或被肉芽组织包裹或包埋在鼻黏膜中,对此应做出鉴别诊断,如异物、鼻结石、肿瘤、骨瘤或囊肿病变。

鼻旁窦的 CT 检查发现鼻腔内有高密度影,其衰减与口腔牙齿相似,甚至还可见牙髓腔低密度影时,需要考虑鼻腔牙的存在[10],但需要与鼻腔异物、骨瘤、鼻石、真菌感染合并钙化、牙瘤[11]等鉴别。CT 扫描也有助了解牙齿在周围组织或骨骼中的位置和嵌顿情况。

手术是鼻腔牙的首选。如果异位牙位于鼻底且嵌顿于上颌骨中，除非出现并发症，否则最好等到恒牙长出后再进行拔出，以免对牙根造成伤害[1]。如果不拔除牙齿，建议进行定期检查以警惕潜在的并发症。对于鼻腔内明显可见的鼻腔牙，成人可在局麻或表麻下、儿童在全麻下行前鼻镜或鼻内镜鼻腔牙取除术，对伴囊肿或肉芽者，需要同时完整切除。鼻内镜引导下进行拔牙手术，手术视野清晰，光照良好，解剖精确，可最大限度地减少对邻近结构的损伤。若牙齿埋伏于颌骨内或牙较大拔出困难者可选用唇侧入路拔除术。术后予鼻腔填塞压迫止血及抗感染等对症处理[10]。

（广东医科大学研究生学院：黄金来）

（惠州市第一人民医院耳鼻咽喉头颈外科：祝晓芬）

参 考 文 献

[1] Dhingra S, Gulati A. Teeth in Rare Locations with Rare Complications: An Overview[J]. Indian Journal of Otolaryngology and Head & Neck Surgery, 2015, 67(4): 438-443.

[2] Smith RA, Gordon NC, Deluchi SF. Intranasal teeth Report of two cases and review of the literatur [J]. Oral Surgery Oral Medicine Oral Pathology Oral Radiology and Endodontology, 1979, 47(2): 120-122.

[3] 汪选兆, 汪吉宝, 孔维佳. 实用耳鼻咽喉头颈外科学[M]. 北京: 人民卫生出版社, 2008: 150.

[4] Wang XZ, Wang JB, Kong WJ. Practice of Otorhinolaryngology Head and Neck Surgery[M]. Beijing: People's Medical Publishing House, 2008: 150.

[5] Yeung KH, Lee KH. Intranasal tooth in a patient with a cleft lip and alveolus[J]. Cleft Palate Craniofacial Journal, 1996, 33(2): 157-159.

[6] Gilbride MJ, Smith WP. Eruption of teeth in the nose following trauma to the primary and permanent dentitions[J]. British Dental Journal, 2005, 198(4): 199-200.

[7] Dayal PK, Dewan SK, Bihani VK, et al. Eruption of a tooth into the nasal cavity due to osteomyelitis[J]. Journal of Laryngology and Otology, 1981, 95(5): 509-512.

[8] King NM, Lee AMP. An intranasal tooth in a patient with a cleft lip and palate: report of case[J]. The Journal of the American Dental Association, 1987, 114(4): 475-478.

[9] Ray B, Singh LK, Das CJ, et al. Ectopic supernumerary tooth on the inferior nasal concha[J]. Clinical Anatomy, 2006, 19(1): 68-74.

[10] Kotsomitis N, Freer TJ. Inherited dental anomalies and abnormalities[J]. Journal of Dentistry for Children, 1997, 64(6): 405.

[11] 安江霞, 张转, 王云, 等. 鼻腔额外牙误诊 1 例[J]. 中国耳鼻咽喉颅底外科杂志, 2018, 24(1):

79-80.

[12] An JX, Zhang Z, Wang Y, et al. One case of misdiagnosis of extra teeth in nasal cavity[J]. Chinese Journal of Otorhinolaryngology Skull Base Surgery, 2018, 24(1): 79-80.

[13] 刘章, 王延飞, 马秀芳, 等. 鼻腔组合性牙瘤一例[J]. 中华耳鼻咽喉头颈外科杂志, 2015, 50 (3): 250.

[14] Liu Z, Wang YF, Ma XF, et al. A case of nasal combined odontoma[J]. Chinese Journal of Otorhinolar-yngology Head and Neck Surgery, 2015, 50(3): 250.

病例 30　光滑假丝酵母菌血症

近年来，综合医院内深部真菌感染的发生率和病死率不断上升，由于深部真菌感染缺乏特征性临床表现，感染症状易被覆盖，真菌感染早期检查技术滞后，导致深部真菌感染的诊治困难[1]。现对我院血培养分离出光滑假丝酵母菌 1 例进行分析。

一、病例介绍

患者，男，78 岁，因"坠积性肺炎"入院。

患者既往有脑梗死病史，后遗言语不清，口齿不利，认知能力下降，肢体活动不灵，长期卧床，有"高血压"病史。此次入院主要临床表现为咳嗽咯痰伴有高热，入院后诊断为：①坠积性肺炎；②脑梗死后遗症；③高血压 3 级，极高危组；④高渗性脱水，高钠血症；⑤肾功能异常；⑥外带压疮。给予头孢哌酮舒巴坦、美罗培南抗感染以及其他对症支持治疗，入院第 6 天死亡。住院期间先后进行两次血培养，第一次血培养需氧菌及厌氧菌培养结果均为阴性，第二次血培养结果显示为"光滑假丝酵母菌"阳性。

二、病例分析

光滑假丝酵母菌是一种重要的医院内致病菌，在欧洲和美国医疗中心的报道中，它是引起假丝酵母菌血症的第二或第三常见的病原菌[2]。在拉丁美洲，2005 年之前的统计数据显示，光滑假丝酵母菌血症在公共医院真菌血症中的比例不超过 5% ~ 8%[3-4]。来自私立医院和医疗中心的人群完成了大量的器官移植，在这些地方对具有高风险感染的患者使用氟康唑进行预防措施，似乎光滑假丝酵母菌的感染更常见，这表明光滑假丝酵母菌占真菌血症的比例已经超过了 10%[5]。临床光滑假丝酵母菌的分离菌对氟康唑的敏感性较低，多数数据表明 50% 的光滑假丝酵母菌菌株对氟康唑的敏感性降低，10% ~ 20% 的菌株对氟康唑抗药[6]。结果表明，在长期应用氟康唑的不同类型患者中，定居和感染光滑假丝酵母菌的比例增加[7]。另外，关于用唑类药物治疗光滑假丝酵母菌感染的相关问题，Pfaller 等[8]发现光滑假丝酵母菌的分离菌在体外对两性霉素 B 的敏感性较低，并建议治疗侵袭性感染需要更大的用药剂量。关于流行病学方面，它在老年人群中高度流行。在一项来自爱荷华州的 17 个医疗中心的假丝酵母菌血症样本的多中心研究中，发现光滑假丝酵母菌在老年人群中较流行，且占 65 岁以上人群中真菌血症的

25%[9]。该病例体外药敏结果显示本地光滑念珠菌对伊曲康唑耐药。而在笔者前期研究中，光滑念珠菌对伊曲康唑的耐药率约为8%，而介于耐药及敏感之间的菌株百分比为34%。由此可见，光滑假丝酵母菌对某些唑类药物的敏感性越来越低。

光滑假丝酵母菌是一种较小、无性、单倍体酵母菌，为引起假丝酵母菌病的位于白假丝酵母菌后的第二个最常见原因，占临床病例的15%～25%[10-13]。光滑假丝酵母菌为人类正常微生物菌群的一部分，但可引起免疫功能低下和住院患者严重感染；抗生素的应用和中心静脉导管装置的存在，成为疾病发展的额外的重要的危险因素[11]。与多形态二倍体白假丝酵母菌相反[14]，光滑念珠菌在临床上仅仅作为单形态酵母细胞发现，它也缺乏一些在其他假丝酵母菌中考虑为真菌致病的关键因素，如蛋白酶和脂肪酶的分泌[15-16]。尽管明显缺乏这些众所周知的真菌毒力性状，光滑假丝酵母菌仍然对人类具有高致病性。因此，光滑假丝酵母菌可依靠不同的途径和其他毒力因素引发感染，以及在感染患者中持续存在。光滑假丝酵母菌感染在非白色念珠菌感染中的病死率最高。与光滑假丝酵母菌有关的病死率报道中，癌症患者中大约50%，骨髓移植的患者中高达100%[17]。美国的一项监测数据中发现白假丝酵母菌在分离菌株中的比例远小于50%[18]。光滑念珠菌(29%)、近平滑念珠菌(17%)和热带念珠菌(10%)，为一组代表了感染菌株的大多数。这些菌株分别显示了形成生物膜后，与白假丝酵母菌具有相当水平的抗真菌药物抗性[19-21]。因此，对于年龄＞60岁、长期使用广谱抗生素、入住ICU、合并有恶性肿瘤等基础疾病及各种侵袭性操作的患者，若出现发热时，应积极留取血培养，以便尽早明确诊断，开始有效的抗真菌治疗[22]。侯欣等[23]指出，光滑念珠菌可能导致院内播散且耐药率高，因此使用分子生物学方法进行同源性分析，对判断是否为同一克隆菌株引起的院内传播，选择抗菌药物、制订治疗方案和院感控制都具有重要意义。

(云南昆钢医院皮肤科：李文双)

(云南昆钢医院检验科：涂云贵　陈太方　袁冬菊)

参 考 文 献

[1] 程露，李红宾，公丽红，等.综合医院住院患者深部真菌感染的回顾性分析[J].昆明医科大学学报，2015,36(8):49-52.

[2] Abi-Said D, Anaissie E, Uzun O, et al. The epidemiology of hematogenous candidiasis caused by different Candida species[J]. Clin Infect Dis, 1997, 24(6): 1122-1128.

[3] Colombo AL, Nucci M, Park BJ, et al. Epidemiology of candidemia in Brazil: a nationwide sentinel surveillance of candidemia in eleven medical centers[J]. J Clin Microbiol, 2006, 44(8): 2816-2823.

[4] Nucci M, Queiroz-Telles F, Tobón AM, et al. Epidemiology of opportunistic fungal infections in Latin A-merica[J]. Clin Infect Dis, 2010, 51(5): 561-570.

[5] Sampaio Camargo TZ, Marra AR,Silva CV,et al. Secular trends of candidemia in a tertiary care hospital[J]. Am J Infect Control, 2010, 38(7): 546-551.

[6] Pfaller MA, Diekema DJ, Jones RN, et al. International surveillance of bloodstream infections due to Candi-da species: frequency of occurrence and in vitro susceptibilities to fluconazole, ravuconazole and voricon-azole of isolates collected from 1997 through 1999 in the SENT RY antimicrobial surveillance program[J]. J Clin Microbiol, 2001, 39(9): 3254-3259.

[7] Safran DB, Dawson E. The effect of empiric and prophylactic treatment with fluconazole on yeast isolates in a surgical trauma intensive care unit[J]. Arch Surg, 1997, 132(132): 1184-1188.

[8] Pfaller MA,Messer SA,Boyken L,et al. Geographic variation in the susceptibilities of invasive isolates of Candida glabrata to seven systemically active antifungal agents:a global assessment from the ARTEMIS An-tifungal Surveillance Program conducted in 2001 and 2002[J].J Clin Microbiol,2004,42(7):3142-3146.

[9] Diekema DJ, Pfaller MA, Jones RN. Age-related trends in pathogen frequency and antimicrobial suscepti-bility of bloodstream isolates in North America. SENT RY Antimicrobial Surveillance Program, 1997-2000 [J]. Int J Antimicrob Agents, 2002, 20(6): 412-418.

[10] Mean M, Marchetti O, Calandra T. Bench-to-bedside review: Candida infections in the intensive care u-nit[J]. Crit Care, 2008, 12(1): 1-9.

[11] Perlroth J,Choi B,Spellberg B. Nosocomial fungal infections:epidemiology,diagnosis,and treatment[J]. Med Mycol, 2007, 45(4): 321-346.

[12] Pfaller MA, Diekema DJ, Gibbs DL, et al. Geographic variation in the frequency of isolation and flucon-azole andvoriconazole susceptibilities of Candida glabrata: an assessment from the ARTEMIS DISK Global Antifungal Surveillance Program[J]. Diagn Microbiol Infect Dis, 2010, 67(2): 162-171.

[13] Richardson M, Lass-Florl C. Changing epidemiology of systemic fungal infections[J]. Clin Microbiol In-fect, 2008, 14(4): 5-24.

[14] Gow NA, van de Veerdonk FL, Brown AJ, et al. Candida albicans morphogenesis and host defence: dis-criminating invasion from colonization[J]. Nat Rev Microbiol, 2011, 10(2): 112-122.

[15] Albrecht A, Felk A, Pichova I, et al. Glycosylphosphatidylinositol-anchored proteases of Candida albi-cans target proteins necessary for both cellular processes and host-pathogen interactions[J]. J Biol Chem, 2006, 281(2): 688-694.

[16] Ghannoum MA. Potential role of phospholipases in virulence and fungal pathogenesis[J]. Clin Microbiol Rev, 2000, 13(1): 122-143.

[17] Li L,Redding S,Dongari-Bagtzoglou A. Candida glabrata: an emerging oral opportunistic pathogen[J]. J Dent Res, 2007, 86(3): 204-215.

[18] Lockhart SR, Iqbal N, Cleveland AA, et al. Species identification and antifungal susceptibility testing of Candida bloodstream isolates from population-based surveillance studies in two U. S. cities from 2008 to 2011[J]. J Clin Microbiol, 2012, 50(11): 3435-3442.

[19] Silva S, Negri M, Henriques M, et al. Candida glabrata, Candida parapsilosis and Candida tropicalis: biology, epidemiology, pathogenicity and antifungal resistance[J]. FEMS Microbiol Rev, 2012, 36(2): 288-305.

[20] Melo AS, Bizerra FC, Freymüller E, et al. Biofilm production and evaluation of antifungal susceptibility amongst clinical Candida spp. isolates, including strains of the Candida parapsilosis complex[J]. Med Mycol, 2011, 49(3): 253-262.

[21] Al-Fattani MA, Douglas LJ. Biofilm matrix of Candida albicans and Candida tropicalis: chemical composition and role in drug resistance[J]. J Med Microbiol, 2006, 55(Part 8): 999-1008.

[22] 苏青青, 顾洁, 陈延斌. 光滑念珠菌血流感染 20 例临床分析[J]. 中国感染与化疗杂志, 2020, 20(1): 23-26.

[23] 侯欣, 徐英春, 赵玉沛. 侵袭性光滑念珠菌感染流行病学以及药物敏感性[J]. 中国真菌学杂志, 2016, 11(4): 243-247.

病例 31　亨廷顿病

　　亨廷顿舞蹈症(huntington disease, HD)是一种常染色体显性遗传的基底核和大脑皮质变性疾病，临床上以隐匿起病、缓慢进展的舞蹈症、精神异常和痴呆为特征[1]。其致病基因 IT15 位于第 4 号染色体 4p16.3，表达产物是一个名为 Huntingtin 的氨基酸多肽(HTT)，其内的 CAG 重复序列拷贝异常增多是产生致病的原因。本病多见于 30~50 岁，5%~10% 发生于儿童及青少年，10% 在老年。本病发病率低，早期表现往往不典型，尤其在中老年发病时，不易首先想到遗传性疾病可能，同时因合并其他可导致类似表现的病因时，极易被误诊漏诊。本文报道 1 例先后被误诊为酒精中毒性脑病和迟发性运动障碍，最后经基因检查确诊为 HD 的患者，并复习相关文献，分析相关症状及体征的鉴别细节，以期提高临床医生对本病的认识，减少误诊发生。

一、病例介绍

　　患者，男，63 岁，因"阵发性精神行为异常 5 ⁺ 年，肢体舞蹈样运动 1 年"入我科住院诊治。患者于 5 ⁺ 年前开始，间断出现精神行为异常，表现为胡言乱语，钟情妄想，总认为别的女同志喜欢他，情绪较高涨，此类症状多在饮酒后更明显，后被家人送至精神病院。精神病院考虑到患者有大量的饮酒史，诊断："慢性酒精中毒性脑病"，给予戒酒，补充维生素，并予以抗精神病药物治疗(氨磺必利片、苯海索片、阿立哌唑口崩片)。患者精神症状有所好转，但服药后患者反应较前变慢，情绪变得低落，整日待在病房较少外出，较少主动与人交流。之后 5 年患者一直在精神病院服药及疗养。约 1 年前患者开始出现四肢舞蹈样不自主运动，主要表现为不自主挤眉弄眼，四肢不自主交替性伸屈、内收、外展动作，尤以双上肢为甚，行走时步态颠簸，上述症状于情绪激动时明显。因患者近几年一直服用抗精神病药，故考虑"肌张力障碍，迟发性运动障碍可能"，给予逐渐停用了抗精神病药物，患者舞蹈样运动无好转，且越来越严重，遂转入我院进一步诊治。

　　患者既往体健。有饮酒嗜好，饮酒 40 ⁺ 年，每日约饮 500 g 白酒。自 5 年前入精神病院开始已戒酒。患者自幼被亲生父母抱养给养父母，亲生父母现已去世，详细追问病史后，诉其亲生母亲去世前有可疑的"老年痴呆"病史(具体不详)，但其兄弟姐妹 4 人目前尚体健，家族中其他人也无类似舞蹈样运动及精神病的患者。

入院查体:意识清醒,言语清晰,对答切题。记忆力、计算力、定向力减退,颅神经检查无异常,四肢肌力Ⅴ级,肌张力稍降低,可见面部不自主挤眉、弄眼动作,四肢不自主交替性伸屈、内收、外展动作。无明显感觉障碍,双侧腱反射对称(++),病理征、脑膜刺激征阴性。

入院后给予完善血常规、肾功能、电解质、心肌酶、血脂、血糖、甲状腺功能、输血前系列、风湿组合、ENA 等未见明显异常。肝功提示:白蛋白 37.10 g/L 稍低,其余正常。角膜 KF 环阴性。头颅 MR:脑萎缩改变(病例 31 图 1)。行 MMSE 评分 12 分,MoCA评分 5 分。完善 IH15 基因检查提示:TT 基因外显子 1 的 CAG 重复序列拷贝数 41 次属于全突变范围,故至此诊断亨廷顿病明确。给予氟哌啶醇 2 mg,3 次/日,口服,症状有所减轻出院。

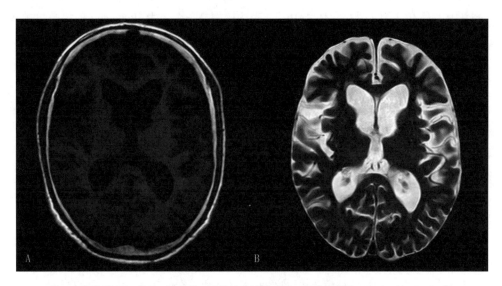

注:患者头颅 MRI 显示:脑萎缩,尾状核头明显萎缩,侧脑室扩大。A. T_1 相;B. T_2 相

病例 31 图 1　患者头颅 MR 检查

二、病例分析

亨廷顿病是于 1872 年被乔治·亨廷顿首先描述的,他通过对亨廷顿患者及其父亲和祖父三代人的仔细观察后,对本病的临床特征进行了生动的描述,并以其名字命名。1993 年,经过英美亨廷顿协作研究组 6 个研究团队 10 年的努力,终于发现了其致病基因 IT15,其位于第 4 号染色体 4p16.3,由 CAG 重复序列拷贝异常扩增导致编码有毒性的 Huntingtin 蛋白(HTT)而致病[2]。正常人群中 CAG 重复序列为 6~35 次重复,CAG 重复拷贝数 >36 次即为异常,重复拷贝数越高,发病年龄越早,症状越重[3]。如果 CAG 重

复拷贝数超过 40 次，具有完全的外显率，所有携带者均会导致发病。本病在白种人中较多见，亚洲人中少见。英国近年的研究数据为 12.3/10 万人[4]，日本约为 0.5/10 万人。可能与基因异质性有关。

本病的临床症状主要表现在运动、精神和认知三方面的功能障碍。虽然舞蹈样运动症状是其典型表现，但大部分患者精神症状往往先于运动症状发生[5]，最常出现的精神症状为抑郁，在乔治·亨廷顿最早的对 HD 的描述里便提出亨廷顿患者的自杀率是普通人群的 4~6 倍[6]，其他精神症状还包括躁狂、强迫、焦虑、冲动易怒、冷漠、社会退缩、精神分裂等[7]，故当患者以精神症状起病时，若尚未出现其他症状，往往容易被误诊为精神科疾病，或者其他导致精神障碍的疾病。如本例患者，因合并有大量饮酒史，最初出现情绪高涨、钟情妄想症状时被诊断为了"慢性酒精中毒性脑病"。慢性酒精中毒性脑病是指由于长期饮酒造成酒精作用于脑组织产生的慢性、易复发的脑组织病变，是长期过量饮酒导致的中枢神经系统严重中毒，其可表现为几类综合征：韦尼克脑病、柯萨可夫综合征、慢性酒精中毒性痴呆、酒精性震颤谵妄、酒精性癫痫、酒精性精神行为障碍[8]。典型的影像改变主要是 MR 上可见第三、四脑室周围、导水管周围、乳头体、四叠体及丘脑双侧性出现的等 T_1 长 T_2 异常信号（主要见于韦尼克脑病）[9]，或者表现为胼胝体变性，呈现胼胝体"夹心饼干"征。当大量饮酒患者呈现上述典型临床表现及 MR 表现时诊断不难，但也有部分患者仅表现为脑萎缩，如广泛大脑皮质的萎缩及小脑萎缩，此时与早期未出现运动症状的 HD 不易鉴别。如本患者发病时仅表现为精神异常，且因其自幼被抱养，未获知确切家族史；核磁表现为全脑的萎缩（皮层及小脑均存在明显萎缩），结合其大量饮酒史，确实容易被误诊为慢性酒精中毒性脑病，临床上需注意仔细鉴别。因长期饮酒，酒精损害及营养代谢障碍等原因，酒精中毒性脑病患者常伴有肝功能不全或酒精性肝硬化、胃溃疡、周围神经病变等其他系统和器官的酒精相关性损害表现，在给予戒酒、大量补充 B 族维生素后症状往往会明显减轻。故在大量饮酒患者出现精神症状时，在按照酒精中毒性脑病积极治疗效果较差时应注意拓展思维，想到 HD 可能，注意仔细询问家族史，必要时积极基因检查。

HD 患者运动症状往往表现为特征性舞蹈样运动，可表现为全身无规律的异常运动，如怪异表情、上肢伸屈运动、手指弹钢琴样运动、舞蹈样步态等。患者出现典型的运动症状易被识别，尤其是伴有家族史时，诊断不难。但当患者缺乏家族史时，尤其是之前因存在精神症状使用了抗精神病药物后再出现不自主运动时，容易被误诊为抗精神病药物所致的迟发性运动障碍（TD）。TD 是长期应用抗精神病药物诱发的持久的刻板重复的不自主运动，其运动症状表现较为刻板，主要特征是节律性刻板重复的舞蹈-手足徐动样不自主运动[10]。因 TD 和 HD 在不自主运动方面有重叠类似的表现，故在有服药精神病药品病史的患者中易出现误诊。事实上，TD 和 HD 的不自主运动也有很多细节的不同之处值得我们仔细鉴别。Kumar 等[11]发现，HD 患者早期便可能出现眼球运动障碍，如眼球扫视启动减慢、眼动性侵犯、眼动不持续性、视动性眼球震颤受损,而 TD 患者几乎不会看见眼动的障碍;另外,运动的非持续性(眼动、伸舌及抓握)强烈提示 HD,做几个检查动作有助于判断,分别嘱患者持续视一侧、持续伸舌不要触碰牙齿和唇、持续抓握检查者的手均 30 秒,HD 患者往往出现眼球反复回到居中位置、舌不断伸缩、手不能持续握紧而呈现"挤奶妇手";再者,颈后倾、角弓反张、轴向肌张力障碍更倾向于是 TD,而步态不平衡、共济失调、痉挛、额叶体征、失语症更倾向于是 HD;TD 患者的不自主运动能被患者的主动活动部分抑制,如进食、说话可减轻不自主运动,而 HD 患者则不能被主动活动减轻。故在服用精神病药物后出现不自主运动,临床医生应注意不要定式思维仅想到 TD 而漏诊了 HD,需要我们仔细观察患者的舞蹈样症状的细节,且注意拓展思维,想到遗传性疾病 HD 的可能,当患者存在上述提示 HD 的症状时需及时进行 HD 的基因检查。

此外,若 HD 患者在老年期起病,表现为智能减退,出现上述脑萎缩的影像学表现,也容易被误诊为阿尔茨海默病(alzheimers disease,AD)等变性性痴呆,需注意鉴别。两者在受损认知域方面是有差别的,AD 早期表现为情景记忆受损,而执行、知觉等认知领域早期保留;HD 往往表现为思维加工缓慢、执行功能损害、短时记忆受损、知觉损害等[12]。该患者 MMSE 评分 12 分,MoCA 评分 5 分,在时间定向、瞬时记忆、计算、短时回忆、执行认知域的题目均不得分。同时,在影像学方面,HD 往往在 MR 上表现为早期尾状核头萎缩较为明显,而慢性酒精中毒性脑病以及 AD 等变性性疾病此部位萎缩不明显。

基因检查为诊断 HD 的最重要的检查手段。基因测序阳性定义为至少 1 个等位基因的 CAG 重复次数≥40,具有 99% 以上的敏感度和 100% 的特异度[13]。本病例经基因检测发现,IH15 基因 1 号外显子 CAG 重复次数为 41(全突变),基因检测阳性,明确诊断为 HD。故在临床工作中遇到精神症状、痴呆、不自主运动症状为表现的患者,尤其是中年起病时,尽管有其他可能导致的原因(如大量饮酒、服药抗精神病药物),仍需想到 HD 的可能,详细地询问其家族史,仔细观察其临床症状及体征的细节,及时完善基因检查以助于及早确诊。

(自贡市第一人民医院神经内科:徐晓娅　赖智勇　王明金　邱　涛)

(自贡市第一人民医院检验科:郭晓聪)

参 考 文 献

[1] 贾建平,陈生弟. 神经病学[M]. 北京:人民卫生出版社,2013:342.

[2] Pandey M, Rajamma U. Huntington's disease:the coming of age[J]. Journal of Genetics, 2018, 97(3):

649-664.

［3］ Dickey AS, La Spada AR. Therapy development in Huntington disease：from current strategies to emerging opportunities［J］. Am J Med Genet A, 2018, 176（4）：842-861.

［4］ Evans SJ, Douglas I, Rawlins MD, et al. Prevalence of adult Huntington's disease in the UK based on diagnoses recorded in general practice records［J］. Neurol Neurosurg Psychiatry, 2013, 84（10）：1156-1160.

［5］ Spires TL, Hannan AJ. Molecular mechanisms mediating pathological plasticity in Huntington's disease and Alzheimer's disease［J］. Neurochem, 2007, 100（4）：874-882.

［6］ Di Maio L, Squitieri F, Napolitano G, et al. Suicide risk in Huntington's disease［J］. Med Genet, 1993, 30（4）：293-295.

［7］ Snowden JS. The Neuropsychology of Huntington's Disease［J］. Arch Clin Neuropsychol, 2017, 32（7）：876-887.

［8］ 中国医师协会神经内科分会脑与脊髓损害专业委员会. 慢性酒精中毒性脑病诊治中国专家共识［J］. 中华神经医学杂志, 2018, 17（1）：2-9.

［9］ Manzo G, De Gennaro A, Cozzolino A, et al. MR imaging findings in alcoholic and nonalcoholic acute Wernicke's encephalopathy：a review［J］. Biomed Res Int, 2014, 2014：503596.

［10］ Stegmayer K, Walther S, van Harten P. Tardive Dyskinesia Associated with Atypical Antipsychotics：Prevalence, Mechanisms and Management Strategies［J］. CNS Drugs, 2018, 32（2）：135-147.

［11］ Kumar H, Jog M. Missing Huntington's disease for tardive dyskinesia：a preventable error［J］. Can J Neurol Sci, 2011, 38（5）：762-764.

［12］ Novak MJ, Tabfizi SJ. Huntington'S disease［J］. BMJ, 2010, 340：c3109.

［13］ Potter NT, Spector EB, Prior TW. Technical standards and guidelines for Huntington disease testing［J］. Genet Med, 2004, 6（1）：61-65.

病例 32　散发型成骨不全症

成骨不全症(osteogenesis imperfecta, OI)又称"脆骨病",是最常见的单基因遗传性骨病,以骨密度降低、骨脆性增加和反复发生骨折为临床特点。Ekman 于 1788 年首次报道此病并将其称为先天性骨软化症,后 Vroliky 于 1844 年从病理学角度将其命名为成骨不全症[1]。作为罕见病,据文献报道新生儿 OI 的发病率为 1/25 000 ~ 1/10 000[2]。OI 是全身性结缔组织遗传性疾病,不仅累及骨骼,还常累及眼、耳、牙齿、皮肤等身体其他部位组织器官并致病。骨组织主要由有机质与无机质构成,有机质中 I 型胶原蛋白占主要部分,可达90%以上[3]。I 型胶原是由两条 α1 链和一条 α2 链构成有序的三螺旋分子结构。OI 的发病机制是 I 型胶原蛋白的编码基因(COL1A1/COL1A2)或其代谢调控基因突变,导致 I 型胶原合成不足或质量异常,引起骨小梁纤细、骨皮质变薄,反复发生骨折或进行性骨骼畸形。大部分 OI 呈常染色体显性遗传,少部分呈常染色体隐性遗传或 X 染色体伴性遗传。

一、病例介绍

患者,男,12 岁,因"不慎摔倒致左大腿肿痛、畸形,活动受限 3 小时",于 2016 年 4 月就诊于我院,急诊摄 X 线片示左侧股骨干骨折,断端移位明显。急诊拟诊"左股骨干骨折"收住我院骨科。患者足月顺产,自幼身体瘦小,无外伤及手术病史。父母双方及家族均无成骨不全症病史。

入院查体:身高 150 cm,体质量 40 kg,BMI 17.78。身材瘦弱,神志清楚,表情自如,回答清楚,查体合作。巩膜浅蓝色(病例 32 图 1A),牙齿较疏,听力正常,心肝脾肺肾均未见异常。脊柱右侧弯改变(病例 32 图 1B),腰背部无明显压痛,无异常毛发,腰椎活动可,双侧"4"字征阴性,心肝脾肺肾均未见异常,双侧膝关节及踝关节相对膨大,左大腿肿胀明显,压痛(+),畸形,可触及骨擦感,足背动脉搏动可触及,感觉正常。

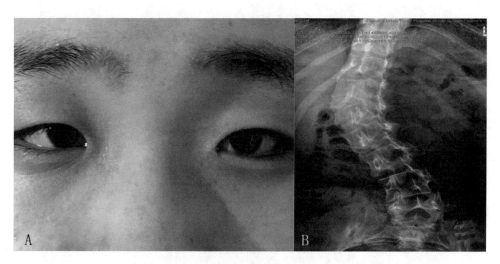

注：A. 浅蓝色巩膜；B. 脊柱侧弯

病例 32 图 1　成骨不全症患者临床特点

实验室检查：血生化（碱性磷酸酶 110 U/L，钙 2.40 mmol/L，镁 0.81 mmol/L，磷 1.51 mmol/L）、甲状腺功能三项（T_3 2.74 nmol/L，T_4 183.7 nmol/L，TSH 2.4 μIU/ml），25 羟基维生素 D < 30 nmol/L，甲状旁腺激素 13.5 pg/ml。

入院诊断：①左股骨干骨折；②脊柱侧弯。患者入院后完善相关检查，排除手术禁忌证，于 2016 年 4 月 26 日在全麻下行"左股骨干骨折切开复位 + 钢板螺钉内固定术"，术后康复出院。

随后三年间患者因轻微外伤致双下肢反复发生四次五处骨折并于我院住院治疗，分别为左侧股骨颈骨折（2017 年 3 月，闭式复位 + 空心螺钉、克氏针内固定术）、左股骨钢板上缘骨折（2017 年 12 月，切开复位 + 钢板螺钉内固定术）、左股骨钢板下缘骨折（2018 年 5 月，切开复位 + 钢板螺钉内固定术）及右侧胫腓骨骨折（2019 年 2 月，石膏外固定）（病例 32 图 2）。

目前患者下肢 6 处骨折均已愈合，并口服双磷酸盐抗骨质疏松治疗中。本患者为 Sillence Ⅰ 型 OI 患者，无成骨不全家族史，诊断为散发型 OI 患者。患者于我院前 3 次住院期间均未确诊为 OI，而是当做普通青少年骨折处理，直至第 4 次于我院住院期间才诊断为 OI。

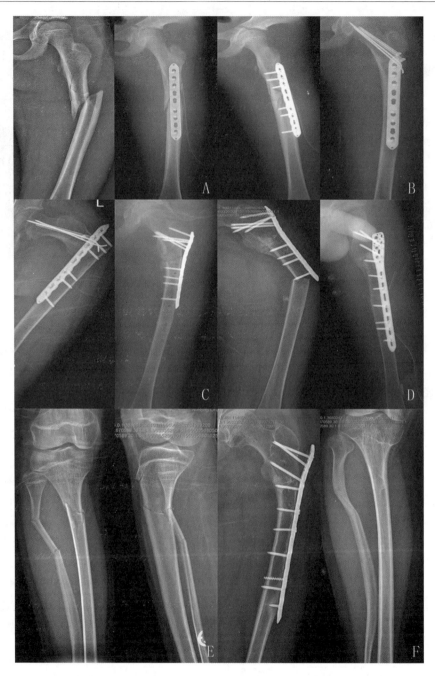

注:A. 左股骨干骨折手术前后;B. 左股骨颈骨折手术前后;C. 左股骨钢板上缘骨折手术前后;D. 左股骨钢板下缘骨折手术前后;E. 右胫腓骨骨折;F. 左股骨及右胫腓骨骨折复查已愈合

病例 32 图 2 患者多次骨折治疗过程

二、病例分析

1. 分型　目前临床应用最为广泛的是 Sillence 分型。1978 年 Sillence[4] 等人根据临床特征及遗传方式将 OI 分为 4 型：Ⅰ型症状最轻，也是最常见的 OI 类型，约占 OI 患者的 50%，表现为蓝色巩膜，无肢体畸形，为常染色体显性遗传；Ⅱ型为最严重的类型，又称"围产期致死型"，表现为骨骼重度脆弱，多伴有宫内骨折并于围产期死亡，为常染色体隐性遗传；Ⅲ型为存活的最严重类型，表现为身材矮小，进行性的骨骼畸形，为常染色体隐性遗传；Ⅳ型的严重程度在Ⅰ型与Ⅲ型之间，此型患者没有蓝色巩膜，其余临床表现与Ⅰ型相似，也为常染色体显性遗传。近期发现的Ⅴ型 OI 是由干扰素诱导跨膜蛋白基因（IFITM5）突变所致，Ⅴ型 OI 患者具有独特的临床表现，包括肥厚性骨痂、前臂骨间膜钙化、继发型桡骨头脱位及桡骨干骺端下密集骺线等，为常染色体显性遗传[5]。本例患者无 OI 家族病史，结合患者临床表现，诊断为散发型 OI 患者。OI 的致病基因多种多样，目前已发现的 OI 致病基因至少 21 种，分型达到ⅩⅧ型[6]。

2. 诊断　OI 一般具有家族聚集性，阳性家族史结合典型的临床表现及影像学表现不难诊断。临床表现主要有自幼发病，反复脆性骨折史；进行性四肢骨关节畸形；蓝色巩膜；听力下降；关节韧带松弛；牙本质发育不良等。影像学表现有全身性骨质疏松；颅骨薄，囟门和颅缝宽；椎体压缩性骨折；脊柱侧凸或后凸畸形；四肢长骨纤细，皮质菲薄，干骺端相对肥大，多发长骨骨折，长骨弯曲畸形。OI 患者的生化指标血清钙、磷及碱性磷酸酶通常正常。诊断 OI 的同时需排除软骨发育不全、骨纤维异样增殖症、Fanconi 综合征、低磷酸酶血症等多种遗传性及代谢性骨病[7]。本患者为散发型 OI，无 OI 阳性家族史，且为临床表现较轻的 Sillence Ⅰ型患者，巩膜蓝染不是很明显，首次确诊较为困难。鉴别诊断时需完善血生化等相关检查，必要时可借助基因诊断。

3. 治疗　目前 OI 尚无有效的根治方法[8-9]。OI 的治疗旨在增加患者骨密度、降低骨折几率、改善骨骼畸形、实现生活自理[10]。治疗 OI 需要多学科协作，主要包括药物治疗、外科手术治疗、物理康复治疗及细胞基因治疗[11]。

用于治疗 OI 的药物主要包括双膦酸盐（bisphosphonates，BPs）、生长激素、重组人甲状旁腺激素、降钙素及 RANKL 抗体类药物。BPs 目前是公认的治疗 OI 最有效的药物[12-13]，通过与骨骼羟基磷灰石结合有效抑制破骨细胞活性，减少骨吸收，从而增加骨密度、降低骨折风险[14]。用于治疗 OI 的 BPs 有第二代 BPs（阿伦膦酸钠和帕米膦酸钠）及第三代 BPs（唑来膦酸、伊班膦酸钠和利塞膦酸钠）。BPs 的有效性已经得到广泛证实，需要注意的是静脉输注后的急性期反应和长期使用 BPs 类药物，可出现累积性微损伤并可继发下颌骨坏死和非典型股骨骨折[15]。RANKL 抗体类药物狄诺塞麦（denosumab）属于骨吸收抑制剂可抑制破骨细胞活性，从而减少骨吸收增加骨密度，不过狄诺塞麦的安全性及远期疗效尚需进一步评估[16]。

OI 外科手术治疗主要针对不稳定骨折和严重畸形患者，目的在于固定骨折、矫正畸形及增加脆弱骨的强度[17]。对于 OI 患者,稳定性骨折首选非手术治疗,可避免内固定周围骨折的发生[18]。对于不稳定的四肢骨折,首选比钢板拥有更好生物力学特性的髓内钉治疗[19]。接骨板为偏心固定,接骨板末端与疏松骨间的应力作用常导致接骨板末端骨干处发生骨折。与接骨板相比,髓内钉为中心固定,可避免应力过分集中,钢板周围骨折的发生率更低。针对儿童骨骼处于不断生长发育中的特点,目前越来越多的可延长髓内钉被广泛应用于临床并取得较好疗效,如 Bailey-Dubow 钉、Sheffield 杆、Fassier-Duval 棒、Peter-Williams 髓内钉等[20]。对于严重的四肢畸形多采用截骨矫形髓内钉内固定治疗。

适当的物理康复治疗有利于增强 OI 患者的肌肉力量,改善日常生活自理能力。细胞基因治疗是未来最具有潜力的治疗,有望根治 OI,不过目前尚处于探索阶段,需要更多的研究。

4. 结语　OI 作为罕见病,发病率较低,在临床容易被忽视及漏诊。早期诊断对 OI 患者极为重要,有利于选择更恰当的治疗方式及避免反复发生骨折。本报告中的 OI 患者首次骨折住院时未诊断为 OI,因此选择了偏心的钢板内固定,以致发生两次钢板周围骨折。因此我们对临床中遇到的儿童骨折患者应该进行全面的病史询问及仔细的体格检查,这样更有利于 OI 的早期诊断及正确治疗。对于致伤暴力小、多次发生骨折及有阳性 OI 家族史的患者需重点考虑患者是否合并 OI。对于 OI 患者发生的四肢长骨骨折的外科治疗,应该选择具有更好生物力学特性的髓内固定方式。目前弹性髓内针技术已广泛应用于儿童骨科且较为成熟,如肱骨、尺桡骨、股骨及胫腓骨等,都有相应的不同直径及长度的弹性髓内针可供选择。而可延长髓内钉目前临床应用较少,尚需进一步临床研究。

(徐州医科大学附属宿迁医院:尹　进　朱裕成　朱爱祥　郑红兵)

(解放军总医院第三医学中心:彭宝淦)

参 考 文 献

[1] Glorieux FH. Osteogenesis imperfecta[J]. Best Pract Res Clin Rrheumatol, 2008, 16(6): 356-366.

[2] Rossi V, Lee B, Marom R. Osteogenesis imperfecta: advancements in genetics and treatment[J]. Curr Opin Pediatr, 2019, 31(6): 708-715.

[3] Franzone JM, Shah SA, Wallace MJ, et al. Osteogenesis Imperfecta: a pediatric orthopedic perspective [J]. Orthop Clin North Am, 2019, 50(2): 193-209.

[4] Sillence DO, Rimoin DL. Classification of osteogenesis imperfecta[J]. Lancet, 1978, 1: 1041-1042.

［5］ Tournis S, Dede AD. Osteogenesis imperfecta-a clinical update［J］. Metabolism, 2018, 80：27-37.

［6］ 曹洋嘉，张浩，章振林. 成骨不全的临床表现与分子遗传学［J］. 中华骨质疏松和骨矿盐疾病杂志，2019, 12（2）：199-205.

［7］ 中华医学会骨质疏松和骨矿盐疾病分会. 成骨不全症临床诊疗指南［J］. 中华骨质疏松和骨矿盐疾病杂志，2019, 12（1）：11-23.

［8］ Trejo P, Rauch F. Osteogenesis imperfecta in children and adolescents-new developments in dianosis and treatment［J］. Osteoporos Int, 2016, 27（12）：3427-3437.

［9］ Forlino A, Marini JC. Osteogenesis imperfecta［J］. Lancet, 2016, 387（10028）：1657-1671.

［10］ Thomas IH, Dimeglio LA. Advances in the chassification and treatment of osteogenesis imperfecta［J］. Curr Osteoporos Rep, 2016, 14（1）：1-9.

［11］ Monti E, Mottes M, Fraschini P, et al. Current and emerging treatments for the management of osteogenesis imperfecta［J］. Ther Clin Risk Manag, 2010, 6：367-381.

［12］ Dwan K, Phillipi CA, Steiner RD, et al. Bisphosphonate therapy for osteogenesis imperfecta［J］. Cochrane Database Syst Rev, 2016, 10（10）：CD005088.

［13］ Palomo T, Fassier F, Ouellet J, et al. Intravenous bisphosphonate therapy of young children with osteogenesis imperfecta：skeletal findings during follow up throughout the growing years［J］. J Bone Miner Res, 2015, 30（12）：2150-2157.

［14］ 宋玉文，吕芳，李路娇，等. 双膦酸盐治疗成骨不全症达药物假期时患者临床特点［J］. 中华骨质疏松和骨矿盐疾病杂志，2018, 11（2）：113-119.

［15］ Land C, Rauch F, Travers R, et al. Osteogenesis imperfecta type in children and adolescence：effects of cyclical intravenous pamidronate treatment［J］. Bone, 2007, 40（3）：638-644.

［16］ Hoyer-Kuhn H, Netzer C, Koerber F, et al. Two years' experience with denosumab for children with osteogenesis imperfecta type Ⅵ［J］. Orphanet J Rare Dis, 2014, 26（9）：145.

［17］ 李梅，范彧，等. 多段截骨矫形治疗成骨不全性下肢多骨畸形的临床研究［J］. 中华骨与关节外科杂志，2018, 11（6）：426-431.

［18］ Chiarello E, Donati D, Tedesco G, et al. Conservative versus surgical treatment of osteogenesis imperfecta：A retrospective analysis of 29 patients［J］. Clin Cases Miner Bone Metab, 2012, 9（3）：191-194.

［19］ Van Dijk FS, Sillence DO. Osteogenesis imperfecta：cilinical diagnosis, nomenclature and severity assessment［J］. American Journal of Medical Genetics Part A, 2014, 164（6）：1470-1481.

［20］ Palomo T, Vilaca T, Lazaretti-Castro M. Osteogenesis imperfecta：diagnosis and treatment［J］. Curr Opin Endocrinol Diabetes Obes, 2017, 24（6）：381-388.

病例 33 松果体孤立性纤维瘤

　　孤立性纤维瘤(SFT)是一种少见的梭形细胞间质肿瘤，发病率为 0.2/10 万·年，1931 年由 Klemperer 首次报道[1]，SFT 最常见于胸膜，也见于胸壁、纵隔、腹腔和四肢深部软组织等胸膜外部位。很少有 SFT 发生在中枢神经系统(CNS)和内分泌腺体[2]。现报道我院诊断的 1 例松果体孤立性纤维瘤/血管外皮瘤。

一、病例介绍

　　患者，女，57 岁，因"头晕 10 年，加重伴头痛 1 周"于 2019 年 12 月入院。10 年前患者开始出现头晕，不随体位变化，休息后可缓解，未予重视。1 周前自感头晕症状加重伴头痛，于外院查头颅 MR 示：小脑幕中线旁偏右侧占位，脑膜瘤可能(病例 33 图 A、B)。今为行进一步治疗收至我院神经外科。患者自起病以来，无发热、咳嗽，无恶心、呕吐，大小便正常，体重无明显变化。

　　既往体健，否认高血压、糖尿病等慢性病史。否认手术及外伤史，否认家族类似疾病病史。

　　体格检查：体温 36.7 ℃，脉搏 80 次/min，呼吸 18 次/min，血压 151/94 mmHg。神清，精神可。心肺及腹部未见异常，四肢肌力正常，脑膜刺激征(-)，病理反射未引出，双下肢无水肿。

　　实验室检查及辅助检查：血、粪常规、凝血未见异常。尿常规示尿蛋白(+)，尿葡萄糖(±)。空腹血清葡萄糖 4.62(3.9 ~ 6.1) mmol/L，血钾 3.46(3.5 ~ 5.5) mmol/L。心电图示窦性心律，P-R 间期延长。初步诊断：颅内占位性病变。

　　诊治经过及术后随访：患者于 2019 年 12 月 20 日行全身麻醉下松果体区肿瘤切除术，松果体区见一大小 4 cm×3 cm×0.5 cm 的肿物，与小脑幕关系密切，质韧，血供丰富，手术完整切除肿物。术后病理检查结果(病例 33 图 1)：示梭形细胞肿瘤(病例 33 图 1C)。免疫组织化学结果示：肿瘤细胞 GFAP(-)，Olig-2(-)，Syn(-)，S100(-)，P53(-)，PR(-)，EMA(-)，H3K27Me3(+)，SOX10(-)，SSTR2(-)，CD34(+)，STAT6(+)，ki-67(10% +)(病例 33 图 1D ~ F)。病理诊断为松果体孤立性纤维瘤/血管外皮瘤(SFT/HPC)，WHO 分级 Ⅱ 级。术后查空腹血清葡萄糖 4.88mmol/L，血钾

3.54 mmol/L。术后随访 6 个月无复发和转移,头痛头晕症状明显好转。

二、病例分析

SFT 临床少见,过去对于其所属肿瘤类型一直存在争议。目前普遍认为 SFT 是一种起源于表达 CD34 抗原的树突状间质细胞,具有向成纤维细胞/肌纤维母细胞性分化的潜能。由于 SFT 与血管外皮瘤(HPC)均起源于间充质细胞并有周细胞分化[3],因此关于两者同源性的问题一直备受关注。随着 2013 年有学者发现在两种肿瘤中均存在 NAB2-STAT6 融合基因,从而确定了其遗传重叠性[4]。世界卫生组织(WHO)在 2016 年《中枢神经系统肿瘤分类》中将 SFT 与 HPC 两个独立的诊断合并为一个诊断(SFT/HPC),并根据其病理特点提出以下分级:Ⅰ级 SFT/HPC 表现为胶原较多,细胞数量较少(对应于先前的 SFT);Ⅱ级表现为细胞数量较多,胶原较少,伴有肥大的细胞和"鹿角样"血管(对应于先前的 HPC);Ⅲ级是侵袭性最高的类型,容易复发和转移。常表现出间变型 HPC 的特征,即每 10 个高倍镜下 >5 个核分裂象[5]。该患者病理镜下可见大量的梭形细胞增殖,梭形细胞间有少量胶原纤维及黏液组织,细胞均匀,未见明显核分裂象,属于 WHO Ⅱ级。

到目前为止,全世界报道的颅内 SFT 约 200 例[6]。SFT/HPC 占颅内肿瘤的 0.4%[7],容易与颅内其他肿瘤相混淆。本病例是起源于松果体的 SFT,更是极为罕见,目前全球仅有 4 例报道(病例 33 表 1)。4 例患者临床表现相似,主要以头痛、视物模糊、走路不稳为首发表现,影像学表现无明显特异性表现。治疗方式均采取手术切除肿物。1 例患者神经系统查体阳性,1 例术前误诊为脑膜瘤,2 例术后辅助放化疗,1 例术后病理提示松果体区毛细胞星形细胞瘤伴间变性 SFT 的双相肿瘤,主要表现为 SFT 的间变性特征。2 例术后复发,1 例复发后发生远处转移,1 例文献中未详细描述患者的一般情况。Zhang 等[8]认为松果体 SFT 可能来源于第三脑室的间质膜。松果体 SFT 可表现为多种症状,包括头痛、乏力、视力和记忆障碍等。松果体区肿瘤的组织学类型多种多样,如松果体实质肿瘤、生殖细胞肿瘤、脑膜瘤、星形细胞瘤、胶质母细胞瘤、室管膜瘤、黑色素瘤等,其中以实质肿瘤和生殖细胞肿瘤最为多见[9]。然而,松果体 SFT 因与硬脑膜紧密附着而容易与脑膜瘤混淆。因此,临床医生在实际病例中应注意两者的鉴别。

SFT/HPC 与脑膜瘤鉴别要点如下:①从流行病学角度讲,脑膜瘤是最常见的颅内良性肿瘤,占所有颅内肿瘤的 37%,其发病率远远高于 SFT/HPC。其次 SFT/HPC 发病年龄较轻,以男性多见[10];②从影像学表现上分析,脑膜瘤在 MRT$_2$WI 显示均匀的等强度信号,增强后可见明显的均匀强化。常伴有钙化、毗邻的颅骨增生以及"脑膜尾征"[11]。SFT/HPC 在 MRT$_1$WI 上呈等强度,T$_2$WI 上表现为非特异性低或高信号区,并伴有血管空洞。由于 SFT/HPC 血管丰富,因此注射钆造影剂后表现为弥漫性或不均匀性强化,少数病例显示"脑膜尾征"时易误诊为脑膜瘤[12];③从免疫组化特点来看,脑膜瘤常表现为细胞膜抗原(EMA)在肿瘤细胞中广泛表达,CD34 表达阴性或灶性表达[13]。近年新发现,STAT6 在脑膜瘤中表达阴性,在 SFT 中高度表达且特异性高,预示着 STAT6 可作为一个与 SFT/HPC 鉴别的关键标志物[14]。CD34 是诊断 SFT 最重要的标志物。CD34 在80%~100% 的 SFT 中呈阳性。70% 以上的 SFT 表达 Bcl-2、CD99。SFT 通常对上皮、血管、神经和肌肉标志物呈阴性,包括 CK、EMA、S-100 蛋白。恶性 SFT 也可能表达 CD34阴性,通常与疾病不良预后相关[15]。本例患者免疫组化结果提示 CD34 及 STAT6 阳性,EMA 阴性,也支持 SFT 的诊断。

尽管 SFT 大多属于良性肿瘤,但据报道 SFT/HPC 往往表现出恶性潜能,并有颅外转移的趋势[16]。2019 年 *Medicine* 杂志上发表的一篇文献回顾描述了 14 例恶性 SFT/HPC[17]。数据分析显示肿瘤初发时的中位年龄为 42 岁,转移前的平均延迟时间为 8.74年。除松果体区外,颅内原发灶是 SFT/HPC 的常见部位,最常见的转移靶器官是肺,其次是肝。其中 3 例发生转移但无复发,2 例复发前发生转移。颅内转移很少见,1 例在多次手术和放疗后发生脑脊液播散。1 例松果体孤立性纤维瘤异位转移到远处颞叶的病例,其具体机制尚不清楚,可能与 SFT 来源于树突状间充质细胞和血脑屏障的破坏有关。由于恶性 SFT/HPC 容易复发和转移,并且手术难以完全切除,因此临床医师需要告知患者术后每隔半年复查头颅 MR,动态观察是否有复发或者新的转移灶出现[18]。

手术切除是治疗 SFT/HPC 的首选方法。完整切除肿物被认为是减少局部复发和转移的有效途径[19]。研究显示,与肿物完整切除相比,次全切除或部分切除患者复发风险增加 16 倍[20]。目前尚无证据支持放射治疗或伽玛刀治疗能够改善 SFT/HPC 的远期预后。然而,对于 WHO 分级 II 级或 III 级的 SFT/HPC,最近的研究表明放射治疗可以延迟复发时间,但总体生存率没有明显改善,并且多次放射治疗,可能导致低级别 SFT 向恶性纤维肉瘤分化[21-24]。因此,需要进一步研究放疗在 SFT/HPC 治疗中的作用。文献报道1 例松果体 SFT 手术完整切除肿物 3 年后出现局部复发和异位转移。术后原位复发采用伽玛刀治疗,异位转移采用传统放射治疗。在后续随访中,局部复发肿瘤缩小,随访 7个月未出现再次复发和转移迹象[17]。由于大多数 SFT 对化疗不敏感,因此术后辅助化疗一般仅用于多发转移的患者。针对 SFT 传统的化疗药物是阿奇霉素和异环磷酰胺[25]。近年来,血管生成抑制剂的出现成为 SFT 化疗研究的新进展,代表药物为贝伐单抗。2010年美国国立综合癌症网络(NCCN)指南推荐贝伐单抗联合替莫唑胺作为 SFT 术后辅助治疗的一线方案[26-27]。然而,对于多发性转移的 SFT,化疗的远期获益尚存在争议。

总之,由于松果体 SFT 极为罕见,临床表现无明显特异性,并且许多类型的肿瘤都可以发生在松果体,因此临床工作中容易出现漏诊、误诊。掌握 SFT 与脑膜瘤的影像学特点,有助于两者的鉴别,但最终明确诊断仍依赖于病理及免疫组化。

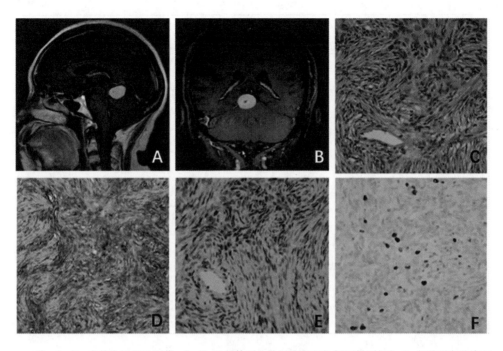

注：A～B. 术前头颅 MRI 图像；C～F. 松果体孤立性纤维瘤患者病理检查结果；C. 细胞形态学检查示肿瘤由梭形细胞组成（HE，×200）；D. 免疫组化示肿瘤细胞表达 CD34（Envision ×200）；E. 免疫组化示肿瘤细胞表达 STAT6（Envision，×200）；F. 免疫组化示肿瘤细胞 ki-67（10%＋）（Envision，×200）

病例 33 图 1　术后病理检查结果

病例 33 表 1　4 例松果体区孤立性纤维瘤病例特点

病例	出处	作者	国家	时间（年）	年龄	性别	首发症状	查体	头颅 MR	治疗	术后病理	复发	转移	部位
1	Neuro-path-olo-gy	Zhang[8]	中国	2010	49	女	头痛,右下肢缓慢、进行性无力	巴氏征（＋）	松果体区 5.4cm× 5.1cm× 4.1cm 界限清楚肿块	手术	恶性松果体 SFT	无	无	无
2	Neuro-path-olo-gy	Jang SJ	韩国	2012	50	女	头痛、视物模糊	ND	松果体区 3.5cm× 3.3cm× 2.7cm 肿块	手术＋放化疗	松果体区毛细胞星形细胞瘤伴间变性孤立性纤维性瘤	16个月	无	无

续表

病例	出处	作者	国家	时间(年)	年龄	性别	首发症状	查体	头颅MR	治疗	术后病理	复发	转移	部位
3	Medicine	Wang[17]	中国	2019	35	女	头痛、复视、记忆障碍、步态不稳	ND	松果体区5.2cm×3.3cm×3.2cm囊实性肿块,与天幕附着	手术+放疗	松果体SFT	39个月	46个月	颞叶
4	Surg Neurol Int	Choque-Velasquez J[21]	中国	2018	不详	不详	不详	不详	不详	手术	松果体SFT	无	无	无

(南京医科大学第一附属医院内分泌科:刘坤钰 施 云 郑旭琴)

(南京医科大学第一附属医院神经外科:陆小明)

(南京医科大学第一附属医院病理科:潘敏鸿)

参 考 文 献

[1] Demicco EG, Park MS, Araujo DM, et al. Solitary fibrous tumor: a clinicopathological study of 110 cases and proposed risk assessment model[J]. Mod Pathol, 2012, 25(9): 1298-1306. DOI: 10.1038/modpathol,2012,83.

[2] Wang Y, Zhang J, Liu Q, et al. Solitary fibrous tumor of the pineal region with delayed ectopic intracranial metastasis: A case report and review of the literature[J]. Medicine, 2019, 98(21): e15737. DOI: 10.1097/MD.0000000000015737.

[3] Stout AP, Murray MR. Hemangiopericytoma: vasculartumor featuring Zimmermann's pericytes[J]. Ann Surg, 1942, 116(1): 26-33. DOI: 10.1097/00000658-194207000-00004.

[4] Robinson DR, Wu YM, Kalyana-Sundaram S, et al. Identification of recurrent NAB2-STAT6 gene fusions in solitary fibrous tumor by integrative sequencing [J]. Nat Genet, 2013, 45(2): 180-185. DOI: 10.1038/ng.2509.

[5] Louis DN, Perry A, Reifenberger G, et al. The 2016 World Health Organization classification of tumors of the central nervous system: a summary. Acta Neuropathol, 2016, 131: 803016. DOI: 10.1007/s00401-016-1545-1.

[6] Jiang N, Xie YY, Chen W, et al. Solitary Fibrous Tumor of Central Nervous System: Clinical and Prognostic Study of 24 Cases [J]. World Neurosurg, 2017, 99: 584-592. DOI: 10.1016/j.wneu.2016.12.057.

[7] Chen T, Jiang B, Zheng Y, et al. Differentiating intracranial solitary fibrous tumor/hemangiopericytoma from meningioma using diffusion-weighted imaging and susceptibility-weighted imaging[J]. Neuroradiology, 2020, 62(2): 175-184. DOI: 10. 1007/s00234-019-02307-9.

[8] Zhang J, Cheng H, Qiao Q, et al. Malignant solitary fibrous tumor arising from the pineal region: case study and literature review [J]. Neuropathology, 2010, 30 (3): 294-298. DOI: 10. 1111/j. 1440-1789. 2009. 01064. x.

[9] Hirato J, Nakazato. Pathology of pineal region tumors[J]. J Neurooncol, 2001, 54(3): 239-249. DOI: 10. 1023/a: 1012721723387 .

[10] Ohba S, Murayama K, Nishiyama Y, et al. Clinical and Radiographic Features for Differentiating Solitary Fibrous Tumor/Hemangiopericytoma From Meningioma [J]. World neurosurgery, 2019, 130: e383-e392. DOI: 10. 1016/j. wneu. 2019. 06. 094.

[11] Sun LJ, Dong J, Gao F, et al. Intracranial solitary fibrous tumor: Report of two cases[J]. Medicine, 2019, 98: e15327. DOI: 10. 1097/MD. 0000000000015327.

[12] Clarencon F, Bonneville F, Rousseau A, et al. Intracranial solitary fibrous tumor: imaging findings[J]. Eur J Radiol, 2011, 80(2): 387-394. DOI: 10. 1016/j. ejrad. 2010. 02. 016.

[13] Carneiro SS, Scheithauer BW, Nascimento AG, et al. Solitary fibrous tumor of the meninges: a lesion distinct from fibrous meningioma. A clinicopathologic and immunohistochemical study [J]. Am J Clin Pathol, 1996, 106(2): 217-224. DOI: 10. 1093/ajcp/106. 2. 217.

[14] Doyle LA, Vivero M, Fletcher CD, et al. Nuclear expression of STAT6 distinguishes solitary fibrous tumor from histologic mimics [J]. Mod Pathol, 2014, 27 (3): 390-395. DOI: 10. 1038/modpathol. 2013. 164.

[15] Keraliya AR, Tirumani SH, Shinagare AB, et al. Solitary Fibrous Tumors: 2016 Imaging Update[J]. Radiol Clin North Am, 2016, 54(3): 565-579. DOI: 10. 1016/j. rcl. 2015. 12. 006.

[16] Metellus P, Bouvier C, Guyotat J, et al. Solitary fibrous tumors of the central nervous system: clinicopathological and therapeutic considerations of 18 cases[J]. Neurosurgery, 2007, 60(4): 715-722. DOI: 10. 1227/01. NEU. 0000255418. 93678. AD.

[17] Wang Y, Zhang J, Liu Q, et al. Solitary fibrous tumor of the pineal region with delayed ectopic intracranial metastasis: A case report and review of the literature [J]. Medicine, 2019, 98: e15737. DOI: 10. 1097/MD. 0000000000015737.

[18] Bisceglia M, Galliani C, Giannatempo G, et al. Solitary fibrous tumor of the central nervous system: a 15-year literature survey of 220 cases [J]. Adv Anat Pathol, 2011, 18 (5): 356-392. DOI: 10. 1097/PAP. 0b013e318229c004.

[19] Damodaran O, Robbins P, Knuckey N, et al. Primary intracranial haemangiopericytoma: comparison of survival outcomes and metastatic potential in WHO grade Ⅱ and Ⅲ variants[J]. J Clin Neurosci, 2014, 21(8): 1310-1314. DOI: 10. 1016/j. jocn. 2013. 11. 026.

[20] Pasquali S, Gronchi A, Strauss D, et al. Resectable extra-pleural and extra-meningeal solitary fibrous tumours: A multi-centre prognostic study [J]. Eur J Surg Oncol, 2016, 42 (7): 1064-1070. Doi: 10. 1016/j. ejso. 2016. 01. 023.

[21] Cohen-Inbar O, Lee CC, Mousavi SH, et al. Stereotactic radiosurgery for intracranial hemangiopericytomas: a multicenter study[J]. J Neurosurg, 2017, 126(3): 744-754. DOI: 10. 3171/2016. 1. JNS152860.

[22] Zeng L, Wang Y, Wang Y, et al. Analyses of prognosis-related factors of intracranial solitary fibrous tumors and hemangiopericytomas help understand the relationship between the two sorts of tumors[J]. J

Neurooncol, 2017, 131(1): 153-161. DOI: 10. 1007/s11060-016-2282-y .

[23] Sung KS, Moon JH, Kim EH, et al. Solitary fibrous tumor/hemangiopericytoma: treatment results based on the 2016 WHO classification[J]. J Neurosurg, 2018, 1-8. DOI: 10. 3171/2017. 9. JNS171057.

[24] Moritani S, Ichihara S, Hasegawa M, et al. Dedifferentiation and progression of an intracranial solitary fibrous tumor: autopsy case of a Japanese woman with a history of radiation therapy of the head during infancy[J]. Pathol Int, 2011, 61(3): 143-149. DOI: 10. 1111/j. 1440-1827. 2010. 02627. x.

[25] Chaigneau L, Kalbacher E, Thiery-Vuillemin A, et al. Efficacy of trabectedin in metastatic solitary fibrous tumor [J]. Rare Tumors, 2011, 3(3): e29. Doi: 10. 4081/rt. 2011. e29.

[26] Park MS, Araujo DM. New insights into the hemangiopericytoma/solitary fibrous tumor spectrum of tumors [J]. Curr Opin Oncol, 2009, 21(4): 327-331. Doi: 10. 1097/CCO. 0b013e32832c9532.

[27] Papk MS, Patel SR, Ludwig JA, et al. Activity of temozolomide and bevacizumab in the treatment of locally advanced, recurrent, and metastatic hemangiopericytoma and malignant solitary fibrous tumor[J]. Cancer, 2011, 117(21): 4939-4947. Doi: 10. 1002/cncr. 26098 .

病例 34　鹦鹉热衣原体肺炎

一、病例介绍

患者，女，59 岁，于 2019 年 12 月 1 日因"乏力、纳差、发热伴咳嗽咯痰 10 余天"入院。患者于 10 余天前无明显诱因出现乏力、纳差，伴发热，测体温最高达 39.5 ℃，伴咳嗽咯痰，咯少许黄色黏痰，痰不易咯出，伴厌油，伴恶心，偶有上腹部不适，无呕吐，伴口干，无腹胀，无咽痛，无胸痛、咯血、无呼吸困难，无尿频、尿急、尿痛等不适，遂就诊于当地人民医院，查胸部 CT 提示右肺下叶大片密度增高影，考虑肺部感染，后予以抗感染(头孢哌酮舒巴坦 + 左氧氟沙星)、止咳化痰、护肝等对症治疗 5 天，患者近 2 天未再发热，偶有咳嗽咯痰不适。为求系统诊治来我院，急诊以右肺感染收住入院。患者既往有乙型肝炎、贫血病史多年，未定期检查及治疗。

入院查体：体温 36.7 ℃，脉搏 76 次/min，呼吸 23 次/min，血压 112/63 mmHg。神志清楚，查体合作，呼吸规整，双肺呼吸音粗，右下肺可闻及湿性啰音。心率 76 次/min，律齐，各瓣膜听诊区未闻及病理性杂音。全腹柔软，无压痛，无反跳痛，肝肋下未触及。浅表淋巴结未扪及肿大。神经系统检查阴性。

辅助检查：WBC 4.33×10^9/L，N 69.8%，L 23.3%，ESR 133 mm/h，CRP 37.8 mg/L，PCT 0.27 ng/ml，ALT 148 U/L，AST 205 U/L，ALB 23.93 g/L。大小便常规、肺炎支原体抗体、肺炎衣原体抗体、呼吸道七联检、肺癌六项、心梗三项定量、心电图、T-SPOT、隐球菌抗原定性、ANCA、ENA、G 试验、肝胆胰脾彩色超声、双下肢静脉彩色超声未见明显异常。给予静脉滴注莫西沙星(0.4 g，1 次/天)抗感染治疗。

2019 年 12 月 2 日复查肺部 CT：考虑右肺感染，双侧胸腔积液，右下肺组织膨胀不全(病例 34 图 1)。遂开始加用哌拉西林他唑巴坦钠(4.5 g，1 次/8 小时)联合莫西沙星(0.4 g，1 次/天)抗感染治疗，辅以祛痰(氨溴索)、护肝(异甘草酸镁、还原型谷胱甘肽)、营养支持及对症处理。

2019 年 12 月 5 日完善支气管镜检查：双侧支气管管腔通畅；右肺下叶外后基底段行肺泡灌洗术。灌洗液送检 TB-DNA 及 GM 试验阴性，送检二代基因测序提示鹦鹉热衣原体。后追问患者病史，诉邻居家饲养数只鹦鹉，发病前曾与其有密切接触史。结合患者流行病学史、临床特点、肺部 CT 影像学表现以及 NGS 检查等,最终确诊为鹦鹉热衣原体肺炎。继续给予当前治疗。

　　2019 年 12 月 9 日,再次复查肺部 CT 提示右肺斑片影较前有所吸收(病例 34 图 2),考虑患者临床症状好转,遂停用哌拉西林他唑巴坦钠,单用莫西沙星(0.4 g,1 次/天)维持治疗。2019 年 12 月 16 日,复查血常规、ESR、CRP、PCT、肝功能等均恢复正常,患者临床症状明显好转,于 2019 年 12 月 17 日出院。出院后继续口服多西环素(0.1 g,2 次/天)治疗,2020 年 1 月 4 日至我院门诊复查肺部 CT,右肺感染大部分吸收(病例 34 图 3)。

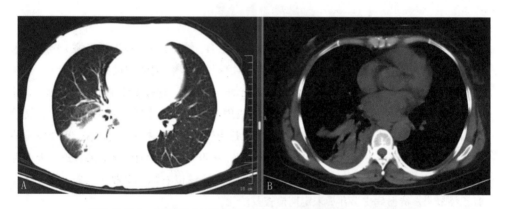

病例 34 图 1　入院时见右肺大片感染灶,边界模糊,可见少量胸腔积液

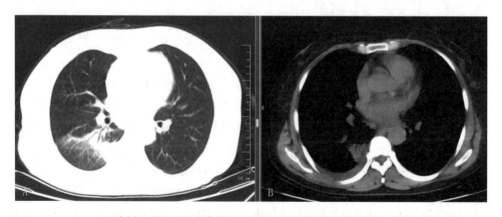

病例 34 图 2　抗感染治疗 8 天后,右下肺感染灶部分吸收

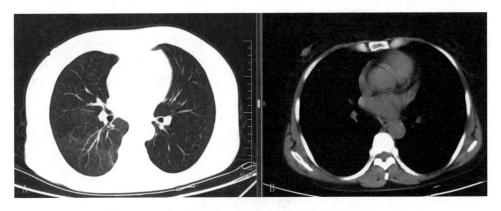

病例 34 图 3　抗感染治疗 32 天后，右下肺感染灶基本吸收完全

二、病例分析

鹦鹉热是由鹦鹉热衣原体（chlamydophila psittaci）引起的人畜共患疾病。鹦鹉热衣原体是一种专性细胞内寄生的革兰阴性病原菌，它主要通过禽类传染给人类，经直接接触或吸入来自干燥粪便或受感染禽类呼吸道分泌物的气溶胶进行传播。在宠物店、家禽养殖场、鸟类爱好者和兽医中的感染风险大幅度增加[1]，人与人之间的传播很少见。目前国内外有关鹦鹉热衣原体肺炎的报道较少，但近年来其发病率有上升趋势，鹦鹉热衣原体在引起非典型肺炎中的作用越来越受到重视。

其临床表现多变，缺乏一定的特异性，最常见的临床症状有发热、咳嗽、肌肉酸疼和头痛，虽然肺炎是最常见的表现，但亦可累及全身多器官系统，也可能出现一些其他症状或并发症，如肾功能损害、肝炎以及神经系统症状[2-3]。鹦鹉热衣原体肺炎与军团菌肺炎有许多共同特征，包括肺外表现、生物学特征和转归等，因注意两者的鉴别诊断[4]。本例患者有发热、咳嗽症状，伴厌油、恶心，且有乏力、纳差感，临床表现虽然较为典型，但若无二代基因测序测得鹦鹉热衣原体，其确诊仍较为困难。患者有肝功能异常表现，经积极抗感染及保肝治疗后，肝功能恢复正常。

实验室检查多提示白细胞计数正常，ESR 增快。CT 表现为肺部炎性浸润伴间质性炎症，实变区有空气支气管征，可累及整个肺叶，但以肺下叶最常见，患侧胸膜常受累，部分可发现少量胸腔积液[5-6]，本病例影像学表现与文献报道相近。血清学仍然是诊断的主要方法，然而聚合酶链反应技术（PCR）提供了一种快速和特异的替代方法。近年来二代基因测序技术（next-generation sequencing，NGS）逐渐兴起，其对病原菌鉴定的灵敏度较高，能够准确、快速地鉴定出微生物种属，而且是否使用抗生素对 NGS 的检测影响小，对感染患者的诊疗有着重要的临床应用价值[7]。本例患者的最终确诊也依赖于通过肺泡灌洗液 NGS 测得鹦鹉热衣原体。国内也有通过 NGS 确诊鹦鹉热衣原体肺炎的相关报道[8]。

推荐四环素类抗生素为治疗首选药物,特别是多西环素,通常疗程 10 ~21 天。但对于四环素有禁忌的患者,虽然体内疗效尚未确定,大环内酯类药物可能是最好的替代药物。喹诺酮类药物也是一种治疗选择,但它们的活性不如四环素类和大环内酯类药物[2, 9-10]。本例患者在院期间给予莫西沙星治疗,出院后继续给予口服多西环素治疗,后期复查提示病灶基本吸收,临床症状明显好转,治疗效果明显。

(宜昌市中心人民医院呼吸与危重症医学科:牟 干 杨 苗 马潇泉 高宝安)

参 考 文 献

[1] Chau S, Tso EY, Leung WS, et al. Three cases of atypical pneumonia caused by Chlamydophila psittaci [J]. Hong Kong Medical Journal, 2015, 21(3): 272-275.

[2] Fraeyman A, Boel A, Van Vaerenbergh K, et al. Atypical pneumonia due to Chlamydophila psittaci: 3 case reports and review of literature[J]. Acta Clin Belg, 2010, 65(3): 192-196.

[3] Stewardson AJ, Grayson ML. Psittacosis[J]. Infect Dis Clin North Am, 2010, 24(1): 7-25.

[4] Gacouin A, Revest M, Letheulle J, et al. Distinctive features between community-acquired pneumonia (CAP)due to Chlamydophila psittaci and CAP due to Legionella pneumophila admitted to the intensive care unit(ICU)[J]. European Journal of Clinical Microbiology & Infectious Diseases, 2012, 31(10): 2713-2718.

[5] 张郡, 唐光健, 王淑兰, 等. 鹦鹉热肺炎的影像学表现[J]. 中华放射学杂志, 2005(11): 15-18.

[6] Tanaka H, Nakahara K, Mimoto H, et al. A case of fulminant psittacosis showing Chlamydia in TBLB specimens[J]. Nihon Kyobu Shikkan Gakkai Zasshi, 1991, 29(1): 118-123.

[7] 潘春熹, 吕立文. 基于宏基因组的二代测序技术在重症肺炎患者病原体快速检测中的应用价值探讨[J]. 中国临床新医学, 2020, 13(4): 370-373.

[8] 邱崇荣, 刘向红, 肖小六. 基因二代测序检测鹦鹉热衣原体肺炎 1 例[J]. 赣南医学院学报, 2019, 39(9): 940-942.

[9] Haas LE, Tjan DH, Schouten MA, et al. Severe pneumonia from psittacosis in a bird-keeper[J]. Ned Tijdschr Geneeskd, 2006, 150(3): 117-121.

[10] Kovacova E, Majtan J, Botek R, et al. A fatal case of psittacosis in Slovakia, January 2006[J]. Euro Surveill, 2007, 12(8): E70801-E70802.